颌骨修复 中
牛骨复合材料应用

周建业 著

中国科学技术出版社
·北京·

图书在版编目（CIP）数据

颌骨修复中牛骨复合材料应用 / 周建业著 . — 北京 : 中国科学技术出版社 , 2023.9
ISBN 978-7-5236-0315-4

Ⅰ . ①颌… Ⅱ . ①周… Ⅲ . ①颌骨疾病—修复术—生物材料—复合材料—研究
Ⅳ . ① R782

中国国家版本馆 CIP 数据核字 (2023) 第 209570 号

策划编辑	黄维佳　刘　阳	
责任编辑	黄维佳	
装帧设计	佳木水轩	
责任印制	李晓霖	

出　版	中国科学技术出版社
发　行	中国科学技术出版社有限公司发行部
地　址	北京市海淀区中关村南大街 16 号
邮　编	100081
发行电话	010-62173865
传　真	010-62179148
网　址	http://www.cspbooks.com.cn

开　本	710mm×1000mm　1/16
字　数	110 千字
印　张	7.5
版　次	2023 年 9 月第 1 版
印　次	2023 年 9 月第 1 次印刷
印　刷	北京瑞禾彩色印刷有限公司
书　号	ISBN 978-7-5236-0315-4 / R·3130
定　价	88.00 元

作者简介

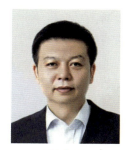

周建业

博士，西北民族大学医学部副教授，硕士研究生导师。国家民族事务委员会青年英才，中国非公立医疗机构协会医学科技创新中心常务副主任，中国非公立医疗机构协会口腔预防专委会主任委员，中国非公立医疗机构协会口腔修复专委会副主任委员，甘肃生物工程学会科普与教育专委会主任委员。长期从事口腔修复、种植体研究、消化道微生态及生物骨支架材料等研究。主持并参与国家自然基金5项，主持及参与省部级项目10余项。获得国家科技部创新团队奖1项，获得省级科技进步一等奖1项，获省级优秀团队奖1项。近年来，积极投身口腔产业技术相关研究，获得横向项目3项，总金额达到500万元以上，获得发明专利等7项并转产3项，发表SCI收载论文70余篇。

内容提要

　　颌骨缺损可导致口颌系统功能的丧失，给人们的生活及工作带来巨大影响，通过植入支架材料实现骨缺损修复是目前最有效的治疗途径之一。作者以骨支架材料为研究重点，选取煅烧天然成年牛松质骨与煅烧天然胎牛松质骨作为研究对象，从材料内部微结构、生物力学特征、促进骨缺损修复等方面进行了全面系统的评估，并对骨支架材料的感染问题进行了深入探讨，以期为国内同行开发新型骨支架材料时提供学术支持。本书内容前沿、阐释缜密，可供口腔专业相关亚学科的临床医师及研究人员借鉴参考。

前　言

　　近年来，随着外伤、肿瘤等疾病的增多，加之人口老龄化的加剧，颌骨缺损在人群中的发病率呈现出逐步上升的态势，骨支架材料的需求量也随之增大。目前在我国颌骨支架材料市场上，粉末型进口材料占绝对统治地位，但该材料价格昂贵，不能用于较大创面（8mm以上）的骨缺损修复，且因其未进行表面修饰而缺少成骨促进作用。故而，开发具有自主知识产权兼具成骨促进作用，且能用于较大创面骨缺损修复的新型骨支架材料已成为国内学者迫在眉睫的重要需求。

　　已有的骨支架材料生物力学研究显示，良好的骨支架材料生物力学性质与内部微结构对骨缺损的修复具有积极影响，可促进新生骨与新生血管生成，促进成骨因子表达等。但由于骨缺损修复过程的复杂性，以往研究未能充分指出理想骨支架材料所需的微结构与生物力学特征，相关研究仍处于试错摸索过程中。另外，骨支架材料的感染问题也是业界非常关注的方向，但相关研究非常薄弱，亟待加强。为此，笔者选取煅烧天然成年牛松质骨（以下简称"成年牛骨"）与煅烧天然胎牛松质骨（以下简称"胎牛骨"）作为研究对象，进行了相关实验研究。其一，利用磷酸二氢铵煅烧法对成年牛骨的煅烧工艺进行了创新改良，并评价了其生物相容性；对胎牛骨进行了锌及壳聚糖复合表面修饰，并系统评价了其生物安全性及成骨能力。其二，利用实验结合三维有限元建模分析的方法，检测了两种煅烧骨支架材料的孔隙几何结构及生物力学性质特点；利用体外和体内实验，从细胞、分子及动物实验角度、全面对比了两者在骨缺损修复早期、中期及后期的效果，分析了两者的生物力学特性与颌骨骨缺损修复的关系。其三，利用高通量基因测序的方法检测对比了口腔微生物在两种材料上的初期定植群落结构，分析了孔径大小及孔隙率对初期定植在骨支架材料上微生物群落结构的影响。

　　综合上述相关实验研究分析后，得出以下创新性结论：其一，提出了利用磷酸二氢铵法煅烧天然牛骨的制备方法，该方法可制备出纯

度较高的 β-磷酸三钙骨支架材料；设计并制备了一种"胎牛骨＋磷酸二氢铵（煅烧）＋锌＋壳聚糖"的新型骨支架材料，其生物相容性好，成骨能力强，有望能在临床中普及使用的新型骨支架材料。其二，揭示出通过成年牛骨所得到的骨支架材料具备两个生物力学特点（即孔径大小服从正态分布；通过模拟支架结构在人体中的受载情形，发现平均应力在结构内部随机分布、应力集中区位于骨小梁及骨板连接处）；同时发现成年牛骨骨支架材料的降解过程与特点可能与人体松质骨的应力性退化吸收过程及特点相似。以上特点或可为人工合成新型骨支架材料提供指导及参考。其三，提出骨支架材料的孔径大小及孔隙率对口腔微生物在其上的初期定植群落结构有明显影响；较大孔径可能有利于兼性厌氧菌的初期定植，而较小孔径可能与厌氧菌属的初期定植有关；多孔性块状骨支架材料可能比粉剂型骨支架材料更易受到感染。以上特点可为进一步研究骨支架材料的感染提供实验支持，并为在临床中使用抗生素治疗或预防骨支架材料感染提供用药指导。

相信本书所述之研究成果对国内同行开发新型骨支架材料有所裨益，可为业界相关研究人员提供一定的学术证据支持。

西北民族大学医学部

目　录

第1章 绪 论

一、人体颌骨骨缺损的危害、发病率及相关市场情况

人体口腔中的肿瘤、外伤、感染等均能造成颌骨缺损，从而给患者美容、发音、咀嚼甚至吞咽造成巨大影响。下颌骨由于处在颌面部特殊的位置并结构致密，因此更易因外伤及感染产生骨缺损[1-3]。面积较小的骨缺损（＜5mm）可通过机体骨组织再生而实现自身修复，但面积较大的骨缺损（5~8mm）则必须依靠自体骨移植或人工骨种植的形式才能进行修复且在临床中占有很大的比例（40%）[4-7]。因此，骨科植入材料的市场巨大，据统计，每年约有400多万的髋关节和200多万的牙科种植体需要进行人工材料的植入[8]，其总市场预计每年约460亿美元，其中口腔种植所需的骨科植入材料占有巨大比重[9]。由此可见，骨植入支架材料的研究不仅具有解决患者功能缺失的科学意义，而且具有重大的社会及经济意义。

二、骨修复过程对理想骨支架材料的要求

骨的修复愈合是一个复杂的病理及生理过程[10-12]，骨支架材料植入后面临着免疫、骨生长、血管生成、营养代谢、感染等众多问题，因此，如何选择骨支架材料是一个极其挑剔的过程[13]。综合以往研究，骨支架材料在骨修复过程中的骨综合修复能力应包括[14, 15]：①具有无毒、利于细胞黏附、能刺激成骨、利于血管生成等良好的生物相容性；②具有良好的降解能力；③具有良好的孔隙结构参数、抗压强度及杨氏模量等生物力学表征。颌骨修复和其他部位骨的愈合具有共性的要求，也具有一定的特殊要求，如修复材料与机体的结合与免疫排斥问题[16]、愈合过程时间的长短[17]、术中术后的感染[18]等。

1. 骨支架材料的生物相容性

生物相容性指骨支架材料能支持正常细胞的各种生理活动、无任何毒副作用，必须容许细胞在其表面和孔洞内进行黏附、生长、分泌胞外基质等正常活动[19, 20]，是任何骨支架材料所必需的首要先决条件。一个理想的骨支架材料应具备：①刺激细胞生长的能力；②诱导新生骨形成的能力[21, 22]；

③必须容许新生血管在其内的形成，并积极支持氧、营养物及代谢产物的运输[23]。

2. 骨支架材料的微结构与力学性质

骨支架材料实现骨缺损修复的过程为：当骨支架材料植入生物体后，生物体内的细胞、血管和其他组织体会迅速组织相应的蛋白及细胞与之结合，并在其空间内生长。随后，支架材料进行降解，以便于容纳新生组织的生长。在此过程中，材料的生物力学表征和生物体组织之间存在着相互作用且具有重要的意义[24, 25]：骨支架材料的孔径大小、孔隙率和杨氏模量等生物力学表征为细胞的黏附、分化和增殖提供了必要的环境和支持[25-30]，并与临床应用效果之间产生着紧密的联系。

孔隙率在成骨过程中起着促进前驱细胞迁移和增殖、提供适宜细胞增殖及分化的微环境、便于细胞生长所需营养物质及氧传输物质的进入[31]等作用。然而，高孔隙率有利于新骨生长却降低了材料本身的杨氏模量[32]，而材料杨氏模量则影响着组织和细胞的生长分化[33]，低孔隙率则反之[34]。因此，骨架材料孔隙率应该处于和材料的化学性质相合适的范围才能更好地适应成骨[35]。

孔径的大小也能影响其成骨能力。孔径增大则可以提高营养成分的输入，但却降低了材料的孔隙率，孔径减小则有利于纤维等的长入[36-38]。因此，不同的孔径大小在骨缺损修复的过程中起着不同的作用。有部分学者使用了大小孔径混合的思路来制作骨支架材料，即将 80% 的羟基磷灰石及 20% 的 β- 磷酸三钙（β-tertiary calcium phosphate）制作成孔隙率为 70%、孔径大小 68% 为 400μm、约 3% 为 0.7μm 的混合支架材料。该材料在植入雄性免疫缺陷小鼠 6 周后呈现了一定的成骨作用[39]；另有学者利用羟基磷灰石制作了经重组人骨形态发生蛋白 –2（rhBMP-2）表面修饰的骨支架材料，其孔径设置为大孔径（250～350μm）及小孔径（2～8μm）的混合（孔隙率未见描述）。该材料植入猪身上的第 8 周后也体现出了较好的成骨能力[40]；总结以前的研究，有学者提出了一个理想骨支架材料应具有以下重要因素：①孔径大小应 200～350μm[40]，平均孔隙率在 70% 以上；②材料内部孔洞应相互贯通以方便周围组织及细胞在其内生长；③应具有足够的强度及降解动力学能力，并能向周围组织传递力的刺激；④在手术过程中有足够的机械强度、能承受手术前的消毒、运输、包装等操作而不至损坏[23, 41, 42]。但是，以往研究中均存在着以下某种不足：①骨缺损修复能力实验观察方法较单一，未能将体内及体外实验联合检测，体内及体外实验的结果往往不能统一，因此因进行两种实验的联合；②实验观测时间点较单一，未能连续观察，骨缺损的修复是一个正向、动态的平衡过程，因此应多时间点观察；③部分实验材料进行了表面修饰，其成骨能力可能受到了表面修饰材料（如重组人骨形态发生蛋白 -2）的加强，不能充分说明骨支架材料微观结构在成骨能力中的作用。因此，有必要选取相同化学结构、不同孔隙几何结构的骨支架材料进行系统性的骨缺损修复实验研究，以进一步挖掘骨支架材料微观结构与骨缺损修复能力之间的关系，从而为进一步开发新的人工骨支架材料提供指导。

3. 骨支架材料的自身降解能力

骨支架材料能在一定时期内及时、稳定地降解，以方便给新生骨创造出生长空间，是骨支架材料所必须具备的另一项重要属性[20]。人体颌骨的愈合时间为 3～6 个月，较人体其他部位快（如脊柱的愈合时间为 9 个月），因此，骨支架材料须在 3～6 个月内完成降解及新生骨生长的过程[23]。现有骨支架材料自身降解能力相关研究多将集中点放在材料本身的化学属性上，少见与生物力学特征相联系的研究。然而，仅依靠改变材料的化学属性难以达到理想的目标[43]，探寻骨支架材料降解与其自身生物力学特征之间的关系，或可为加速其自身降解、实现良好成骨提供新的思路。

三、骨支架材料分类及研究现状

骨移植分为自体骨移植和异体骨（或材料）移植。由于能极大地减少机体的免疫排斥反应，并具有与自身骨结构一致的特点，自体骨移植成为公认的骨移植修复"金标准"。然而，由于其具有二次损伤、来源不足、加重手术创伤及术后供体区顽固性疼痛等缺点[44, 45]，很难在临床上进行大面积普及。因此，不断寻求新的异体骨支架材料或人造骨支架材料进行种植，是解决骨缺损修复的重要思路[46]。

1. 人工骨支架材料

在异体骨支架材料的发展中，人工骨支架材料由于具有自身不具有疾病传染性、部分材料相对价格低廉、获取容易等优点得到了广大学者们的关注。已报道的人工骨支架材料主要有生物聚合材料[47, 48]、金属材料[49]、生物活性陶瓷[49-54] 和高分子复合材料等[55]。这些材料均已在体外或体内实验中取得了一定的效果。然而，这些人工骨支架材料面临着以下问题：①聚合物骨支架材料具有较差的安全性及力学强度；②金属骨支架材料可产生副作用，如金属离子释放；③生物陶瓷的韧性较差且其生产工艺重复性较差[23]。其他一些人工材料则同样面临着溶解速率、生物力学表征、成骨能力、抗原免疫性等众多因素的影响，因此，至今未有任何一种人工骨支架材料能在诸多性能上均达到优质成骨的要求[56, 57]。

2. 天然煅烧牛骨骨支架材料

天然来源的骨支架材料由于具有和人体骨组织多孔结构相似及经煅烧后与人骨矿物质成分相近［羟基磷灰石（hydroxyapatite，HA）］的两大特点，受到了学者们的青睐[57]。煅烧天然牛松质骨是天然来源骨支架材料的一种，其已在细胞学实验及动物成骨实验等各方面均取得了很好的效果[21, 58-61]，且是唯一已通过相关临床认证批准的骨支架材料，并已在临床中得到应用，如瑞士小牛松质骨来源的"Bio-Oss"骨粉[61]，已在全世界口腔临床中得到了大量的普及和使用。近年来，国内也出现了陕西瑞盛生物科技有限公司的"骼瑞"牌天然煅烧牛骨粉，也在国内医疗市场中可以见到。煅烧天然牛松质骨已在多例临床种植手术中得到验证[62, 63]。因此，煅烧天然牛松质骨是目前除了自体骨移植外的最佳骨支架材料之一，从而为我们实验研究骨支架材料生物力学表征与骨修复能力之间的关系提供了良好的材料选择。

然而，虽然煅烧天然牛松质骨的有效性及安全性已得到了公认，但在其应用及研发中仍存在着一些问题。以瑞士 Bio-Oss 骨粉为例，其虽然在市场上具有绝对的统治地位，却具有以下缺点：①价格昂贵，这不仅阻碍了种植骨手术的普及，而且给患者带来了经济损失；②粉末状成骨材料在成骨性能方面能力较差，且容易导致组织坏死[64]；③仅有煅烧去免疫工艺，未进行表面修饰，缺乏骨生长促进作用。陕西"骼瑞"一种品牌的销售不仅很难撼动进口材料的统治地位，而且与"Bio-Oss"一样，也没有经过表面修饰处理，依然缺乏骨生长促进作用。因此，鉴于其临床意义及社会经济需要，有必要为临床设计并开发研究具有自主知识产权、表面修饰后具有刺激成骨能力的煅烧牛松质骨块状骨支架材料。同时，随着血清治疗的大面积普及，我国胎牛血清厂家开始大规模发展，胎牛血清的用量在逐步提高，而天然胎牛骨这一生产胎牛血清的剩余材料却被浪费，将其充分利用则能降低两种医疗产业的成本。

四、骨支架材料的临床感染

骨支架材料的感染是骨支架材料面临的另一个重要且临床常见的问题[65]。

该问题通常是通过重新手术或者利用抗生素治疗来解决的。但由于上述两种方法治疗骨支架材料感染的疗效不佳，经常发生二次骨吸收，给患者带来了身心的痛苦及经济的损失。有学者在骨支架材料上进行抗菌物质（抗菌多肽或抗生素等）表面修饰研究，以期能够降低手术中的感染[66]。但值得注意的是，人类口腔中的微生物种类繁多，可达到 1000 多种[67, 68]，广谱抗菌或不适当地抗菌必然会引起与不当使用抗生素类似的不良效应：破坏了微环境中的微生物平衡，导致了更严重的感染[69]。然而，对于骨支架材料与微生物感染之间的关系相关研究甚少，亟待加强。

1. 细菌的初期定植

众所周知，细菌的初期定植在感染性疾病中具有举足轻重的地位。多数的致病菌均是通过其在菌斑中的初期定植而实现繁殖和致病的[70]。以往研究发现，链球菌属（*Streptococcus*）在口腔中初期定植细菌中占到了约 80% 的含量，具有重要的作用[71]，放线菌属（*Actinomyces*）、韦荣球菌属（*Veillonella*）和奈瑟菌属（*Neisseria*）则是其他较重要的初期定植菌属[72, 73]。另有研究表明，初期定植进入牙菌斑的细菌会释放代谢产物等介质，以适应其自身及相关产物耐受的菌生长，以便它们组成一个特殊的群体，在进一步的菌斑形成中发挥着作用。例如，变异链球菌（*Streptococcusmutans*，Sm）会利用葡聚糖转移酶（glucosyltransferase，Gtf）早先定植在牙齿的表面，并使得菌斑黏附力增强[74]［葡聚糖转移酶不仅可以促进其自身的黏附，还可以产生葡聚糖，以黏附同类的细菌及其他能够耐葡聚糖的细菌，如白色念珠菌（*Candida albicans*，Ca）等，从而在它的周围形成一个特定的群体[75]］。由此可见，初期定植对口腔感染有着至关重要的作用。因此，在临床治疗或预防感染中，应先解决微生物的初期定植是防治关键点之一。口腔细菌一般通过黏附在口腔中固体物表面（如牙齿、组织上皮等）的形式来实现初期定植[76]。骨支架材料与牙体表面、黏膜组织一样，也是硬体组织，其感染过程中也会出现细菌的初期定植及菌斑成熟过程。因此，研究骨支架材料表面的微生物初期定植，以及与其几何结构之间的关系，将为研究骨支架材料的感染奠定基础。

2. 微生物群落结构研究

口腔感染与微生物的关系研究经历了一个漫长的过程。在初期的认识中，学者们有两种观点，一种观点认为龋病或牙周炎等感染性疾病是由非特异性微生物造成的[77, 78]，而另外一种观点认为这些感染性疾病是由特异性细菌造成的，例如 Sm 可以导致龋病的发生[77]。然而，基于培养法而形成的特异性细菌观点不能解释口腔中诸多其他细菌不能被培养的问题[78]。随后的研究也发现，口腔感染性疾病中的一些特点并不能和特异性菌斑假说相吻合，如导致龋病发生的酸并不直接和 Sm 相联系[79]。因此，后来的学者们在非特异性菌斑假说的基础上提出了生态菌斑假说[80-82]，他们认为口腔中的菌斑是多种细菌与多种生态因素联合产生的结果[78]。

微生物群落结构的概念是基于生态菌斑假说而提出的，是指某一生态系统中存在、包含着多种微生物活性个体单位，这些单位内部有各自的营养或代谢类型、生存特点，并通过一定的规律或途径互相影响而共处。而这种复杂的相互影响不仅可能会体现出一定的整体规律，而且可能会影响着微生物整体结构与生物体（宿主）之间的关系。通过分析微生物群落结构可以更全面地了解微生物群落整体特点与宿主及疾病之间的关系。微生物群落结构的研究方法主要是首先依靠形态、基因、代谢物等进行生物种类识别，然后形成矩阵数据，最后对矩阵数据进行生物信息学分析，以总结其规律。因此，借助微生物群落结构的研究方法，可以全面深入地认识骨支架材料中细菌初期定植的生态特征，从而能更好地为以后的临床诊治及研究打好实验室基础。

五、小结

综上所述，骨支架材料微观结构及生物力学性质与其成骨过程中的各个环节均有着紧密的联系，然而其理想参数及特征却不明确，仍处在一个"trial-and-error"的研究过程中[38]。同时，医学临床中的骨缺损相关市场需求巨大，我国拥有自主知识产权且已在临床中得到使用的骨支架材料却很少。因此，不断利用新方法及新材料进行新型骨支架材料的研发，并进行相关成骨机制探讨，才能更好地解决以上问题。

拟选用成年牛骨及胎牛骨作为研究对象，利用体外实验检测成骨细胞在它们之上的黏附及两种材料对早后期细胞成骨因子表达的影响；利用兔下颌骨骨缺损修复实验检测两种煅烧骨材料在成骨前期、中期及后期的新生骨形成、新生血管形成、材料降解能力（体内实验）；利用扫描电镜、micro-CT、力学试验机等实验检测两种材料的孔隙几何结构及生物力学参数，并利用三维有限元建模分析的方法进行力学分析；利用高通量基因测序的方法检测两种材料中的初期定植微生物群落结构。以期研究煅烧天然牛骨支架材料孔隙几何结构特征与骨缺损修复能力之间的关系，以及其生物力学特征与材料降解之间的关系；骨支架材料几何结构对其上初期定植微生物群落结构的影响；同时，拟通过对天然胎牛骨进行磷酸二氢铵法煅烧及＋锌＋壳聚糖表面修饰等两种制备方法的创新改良，并通过检测其骨修复能力及生物相容性，以期制备出一种有望在临床中普及的新型块状骨种植支架材料。下面将依照实验进行的顺序逐一陈述。

第 2 章 磷酸二氢铵法煅烧天然牛松质骨及其生物相容性检测

因骨缺损常见病因较多，如遗传因素（因家族遗传作用造成某部位骨的先天缺损）、医源性因素（因手术需要或者感染等其他原因，造成骨缺损）、外伤因素等，其会表现为不同的大小及形状。小而表浅的骨缺损通过人体的自体愈合便可修复，但较大的骨缺损（5～8mm 或以上）则需要借助骨支架材料的种植才能防止软组织的生长（而实现愈合）[4-7]。粉剂型的骨支架材料孔隙较小，抗压强度小，成骨能力也较差，且容易在临床中引发感染[64]。因此，块状骨支架材料的研究及研发，是目前相关研究的热点之一。

由于具有能保留原天然松质骨连续多孔的无机物结构、能去除有机物等免疫原性物质、操作简单、易于掌握等特点，煅烧工艺在天然牛松质骨支架材料的制备过程中得到了广泛应用[83-85]。传统的牛松质骨煅烧工艺多采用 800℃的温度，将其直接进行无氧煅烧。经该方法制备后骨支架材料的成分为羟基磷灰石[86, 87]，与人体骨主成分一致，因此在以往研究中经常被采用。然而，近年来出现了一种新型化合物——β-磷酸三钙，其理化性质及力学性能与羟基磷灰石无差异且降解率要较羟基磷灰石高，因而更适宜作为骨支架材料的化学组分[87]。有研究表明，将牛骨行 800℃煅烧后再进行焦磷酸钠法二次高温煅烧，便可形成主要成分为 β-磷酸三钙的骨支架材料，但纯度不理想[88]。另有研究表明，利用磷酸铵 $[(NH_4)_3PO_4]$ 或磷酸氢二铵 $[(NH_4)_2HPO_4]$ 进行二次高温煅烧，也可生成主要成分为 β-磷酸三钙的骨支架材料，且纯度较高[89]。但以上两种煅烧制备方法存在以下缺点：①焦磷酸钠法所煅烧的牛松质骨支架材料不仅成分不纯（是羟基磷灰石和 β-磷酸三钙的混合物），而且易发现 Na^+ 的残留[86, 89]；②磷酸铵及磷酸氢二铵两种化合物具有常温下不稳定、操作难度大及易造成牛骨煅烧不充分的缺点，因此其产业化发展具有工艺难点，不利于普及。然而，具有 NH_3^+- 的磷酸二氢铵则在常温下性能稳定（其熔点在 180℃），并具有和磷酸铵及磷酸氢二铵一样的特点：在加热状态下，NH_3^- 和 H^+ 反应形成 NH_4 而挥发，且 H^+ 和 O^{2-} 反应形成了 H_2O，也得到了挥发。但目前未见利用磷酸二氢铵法进行二次煅烧天然骨研究。

综上所述，本部分实验拟利用磷酸二氢铵法对成年及胎牛牛松质骨进行二次煅烧，并检测其化学组分及生物相容性，以期能制备出纯度及安全性高的煅烧天然牛松质骨骨块，为下一步实验打下基础。

具体实验流程如下。

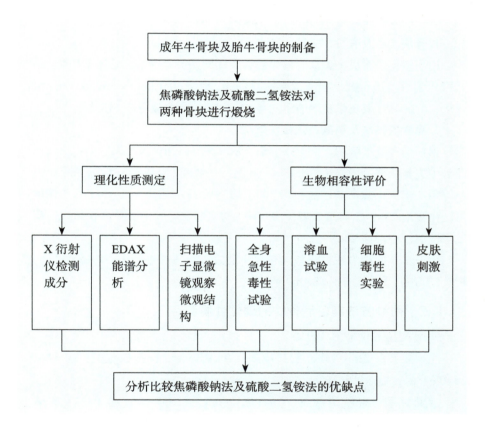

一、材料与方法

（一）主要实验材料、试剂及仪器

1. 成牛骨（10 斤，购买于甘南藏族自治州养殖场）。

2. 新鲜胎牛骨 [流产死亡后的胎牛（孕期 8 个月）3 头，购买于甘南藏族自治州养殖场]。

3. 马弗炉（上海洪纪仪器设备有限公司，上海，中国）。

4. micro-CT（上海软拓生物科技有限公司，上海，中国）。

5. 万能力学测试机（5965，英斯特朗上海公司，上海，中国）。

6. 扫描电镜（MIRA 3 XMU，TESCAN，美国）。

7. 磷酸二氢铵（上海生工生物科技有限公司，上海，中国）。

8. $Na_4P_2O_7$（上海生工生物科技有限公司，上海，中国）。

（二）成年牛松质骨及胎牛松质骨骨块的煅烧

1. 骨块准备及有机物去除

用小型锯子将成牛骨新鲜胎牛股骨干骺端从股骨锯下，常压下用 0.5mol/L 氢氧化钠溶液进行数次换液煮沸去除油脂，后锯成 10mm×5mm×5mm 大小骨块；0.3mol/L 氢氧化钠溶液浸泡 48h，10%H_2O_2 溶液浸泡 12h。

2. 焦磷酸钠法及磷酸二氢铵法煅烧

第一步：滤纸吸取大部分水分后，80℃烘干 12h；将干燥后的骨块放入马弗炉中进行煅烧，缓慢（5℃/min）升温，在 800℃维持 6h，后随炉冷却。

第二步：①焦磷酸钠法：将 800℃煅烧后的骨块浸入 0.09mol/L 焦磷酸钠溶液中浸泡 24h；②磷酸二氢铵法：将 800℃煅烧后的骨块浸入 0.5mol/L 磷酸二氢铵溶液中浸泡 24h[90]。

第三步：两种方法及骨块均在烘干后进入马弗炉进行 1000℃煅烧[13]，缓慢（5℃/min）升温并维持 4h。

（三）两种方法制备后骨块的理化性质测定

使用 X 衍射仪检测成分。

主要要点：捻碎骨块；扫描模式：40kV/150mA；扫描范围：10～80℃，20=0.02°；扫描速度：10°/min。

参照标准：羟基磷灰石［$Ca_5(PO_4)_3(OH)$］JCPDF No：09-0432；β-磷酸三钙［$Ca_3(PO_4)_2$］JCPDF No：09-0160。

同时进行 EDAX 能谱分析；利用扫描电子显微镜观察其微观结构：真空干燥骨块、喷金 60s、放大 105 倍、55Hz 电子束、拍照并使用测量软件测量骨块孔径大小。

（四）磷酸二氢铵法煅烧后骨块的生物相容性评价

1. 全身急性毒性实验

选健康昆明小鼠 15 只（体重 20～22g、雌雄不限），按相应材料随机分为：成年牛骨组、胎牛骨组、生理盐水（对照组），每组 5 只。骨块灭菌后利用 50ml 生理盐水在 70℃水浴下制备浸提液 24h，后对各组小鼠分别进行腹腔注射浸提液及生理盐水（对照组）。分别在 4h、24h、48h 及 72h 观察各组小鼠的一般状态：活动度、精神状态、呼吸、步态、死亡动物数、毒性表现等；1 周后处死小鼠，解剖小鼠并利用组织切片 HE 染色观察肾脏、心脏和肝脏的病理学改变及大体观察。

2. 溶血实验

采集 1 只健康小鼠，摘眼球后取血，生理盐水 2 倍稀释；实验组为两种浸提液、阳性对照组为蒸馏水 1.5ml；利用紫外分光光度仪测定光密值（A）。溶血率 (%)=(A 实验组－ A 阴性对照)/(A 阳性对照－ A 阴性对照)×100%。

3. MTT 法检测细胞毒性试验

培养小鼠 MC3T3–E1 成骨样细胞，培养基：含 10% 胎牛血清的 DMEM / F12 完全培养液，培养条件：5% 二氧化碳，37℃；将已消毒的两种骨块各选取 5 块，分别浸泡于细胞培养基中，于细胞培养箱中浸提 48h 后取得两种骨块的浸提液，4℃下保存备用；取第 3 代 MC3T3–E1 成骨细胞，配备成 5×10^4/ml 细胞悬浮液，分别按照胎牛骨、成牛骨组及空白对照（普通完全培养基）3 组，接种 200μl 细胞悬液于 96 孔板（每组 6 个复孔），培育 24h；取上清，孔内培养液替换为浸提液及对照用培养基后继续培养（200μl）；于 24h、48h 分别取出一个孔板给每孔加入 20μl 已配制好的 MTT 液，培养 4h 后吸净孔板内液体，加入 DMSO，震荡，在酶标仪（波长 490nm）检测每孔 OD 值。根据 RGR 评定材料细胞毒性程度分级。

4. 皮肤刺激试验

选大耳兔 1 只，备皮，脊柱两侧选刺激试验区域（3cm × 3cm），贴 2cm × 2cm 大小浸提液纱布，生理盐水对照，分别在 1h、24h、48h、75h 时观察红斑和水肿反应。

二、结果与讨论

（一）两种方法煅烧后骨块的理化性质测定

1. X 线衍射物象分析结果及 EDAX 能谱分析

图 2–1 示，成年牛骨与胎牛牛骨在 800℃煅烧后的 X 衍射峰形和羟基磷灰石接近，提示两者的主要成分为羟基磷灰石；采用焦磷酸钠法处理的成年牛及胎牛骨骨块，经 1000℃二次煅烧后，其主要成分为 β- 磷酸三钙和羟基

磷灰石混合物；采用磷酸二氢铵法处理的成年牛及胎牛骨骨块，经 1000 ℃ 煅烧后，其主要成分为 β- 磷酸三钙。由此可见，焦磷酸钠法和磷酸二氢铵法二次煅烧的两种方法相比，后者的 β- 磷酸三钙纯度较高。这可能首先是由于焦磷酸钠的熔沸点较高的原因（熔点 880 ℃，沸点 938 ℃），煅烧骨在 1000～1200 ℃ 煅烧时，其热量不能均匀达到预设温度，导致部分羟基磷灰石无法和焦磷酸钠中的磷酸根结合为 β- 磷酸三钙。此外，焦磷酸钠法所制备材料残存 Na^+，其可以在加热状态下与磷酸根重新反应形成磷酸钠。磷酸钠混

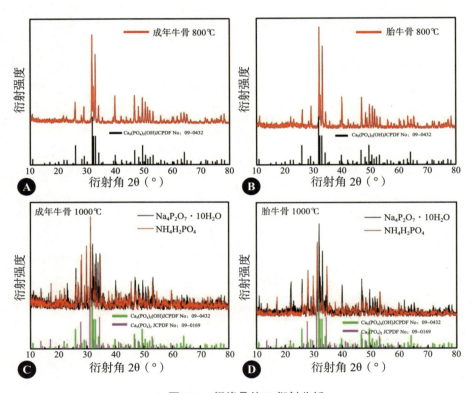

▲ 图 2-1　煅烧骨的 X 衍射分析

A. 成年牛骨在煅烧 800 ℃ 后的 X 衍射图，红色线条为成年牛骨的衍射折线，黑线为 $Ca_5(PO_4)(OH)$ 的标准品衍射峰图。B. 胎牛牛骨在煅烧 800 ℃ 后的 X 衍射图，红色线条为胎牛牛骨的衍射折线，黑线为 $Ca_5(PO_4)(OH)$ 的标准品衍射峰图。C. 成年牛骨分别利用焦磷酸钠法（黑色）和磷酸二氢铵法（红色）二次煅烧后的衍射峰图；紫红色为 $Ca_3(PO_4)_2$ 标准品衍射峰图，绿色为 $Ca_5(PO_4)_3(OH)$ 的标准品衍射峰图。D. 胎牛骨分别利用焦磷酸钠法（黑色）和磷酸二氢铵法（红色）煅烧后的衍射峰图；紫红色为 $Ca_3(PO_4)_2$ 标准品衍射峰图，绿色为 $Ca_5(PO_4)_3(OH)$ 的标准品衍射峰图

入制备后骨支架材料后，其抗压强度会随之变低，并出现降解速度过快的现象[88]。天然牛松质骨经第一次无氧煅烧后，其主要成分变成了羟基磷灰石，而磷酸铵盐中的 NH_3^- 易于和羟基磷灰石中的 H^+ 反应结合形成 NH_4。NH_4 极易在高温时挥发，因此在高温二次煅烧时，磷酸铵盐仅仅遗留其 PO_4^{2+} 与羟基磷灰石进行反应，从而能形成纯度较高的 β-磷酸三钙。以往报道用的磷酸铵及磷酸氢铵都存在常温下不稳定的现象[87]，而磷酸二氢铵的化学性质在空气中较稳定，配制的溶液浓度易控制，因此，本实验首次使用的磷酸二氢铵法制备煅烧天然牛松质骨支架材料，β-磷酸三钙纯度高，效果良好。

表 2-1 示，800℃煅烧后，A_1 组与 B_1 组 Ca/P 原子数量比均接近 1.58，两组之间的差异无统计学意义（$P=0.42>0.05$）；1000℃二次煅烧后，B_1 组与 B_2 组 Ca/P 原子比均接近 1.38，两组之间的差异无统计学意义（$P=0.81>0.05$），C_1 组与 C_2 组 Ca/P 原子比均接近 1.47，两组之间的差异无统计学意义（$P=0.66>0.05$）；A、B、C 组三组间的 Ca/P 原子数量比在同种骨块内的差异均有统计学意义（$P<0.05$）。

由此可见，磷酸二氢铵法制备的成年牛及胎牛骨 Ca/P 比值均接近于 1.47，与纯相磷酸钙分子式中的钙磷原子数比值（Ca/P=3/2=1.5）接近，而焦磷酸钠法制备的成年牛及胎牛骨 Ca/P 比值均约为 1.38，不仅与纯相磷酸钙有差异，且与磷酸二氢铵法的制备结果差异有显著性（$P=1.16\times10^{-11}<0.001$）。因此，磷酸二氢铵法制备要优于焦磷酸钠法。

表 2-1　两种骨块经不同方法处理后的 EDAX 能谱分析

项　目	800℃煅烧（A 组）		焦磷酸钠法（B 组）		磷酸二氢铵法（C 组）	
	胎牛骨（A_1 组）	成年牛骨（A_2 组）	胎牛骨（B_1 组）	成年牛骨（B_2 组）	胎牛骨（C_1 组）	成年牛骨（C_2 组）
Ca/P原子数量比	1.584008	1.587297	1.38318	1.382056	1.47212	1.46546
	1.581712	1.582063	1.38641	1.382971	1.47893	1.46261
	1.583133	1.583954	1.38307	1.386332	1.46212	1.47614
$\bar{x}\pm S$	1.582951±0.000669*	1.584438±0.00153#	1.38422±0.001096*	1.383786±0.0013#	1.471057±0.004882*	1.46807±0.004115#

* 和 #. $P<0.05$

2.磷酸二氢铵法煅烧后两种骨块形态学观察

经煅烧后，牛松质骨形成了白色、孔径清晰的骨块（图2-2）。扫描电镜下观察（图2-3），两种煅烧骨骨块孔隙联通，孔壁上分布有微孔结构，且胎牛骨骨块孔壁上的微孔结构多于成年牛骨。

（二）经磷酸二氢铵法煅烧后两种骨支架材料的生物相容性评价

在24h、48h、75h等观察时间点，小鼠全身一般状况良好，进食饮水正常，活动如常，未见毒性反应表现，无死亡。成年牛骨组小鼠试验前平均体重为20.89±0.51g，试验后平均体重为21.73±0.52g，体重增加0.83±0.12g；胎牛骨组小鼠试验前平均体重为20.95±0.57g，试验后平均体重

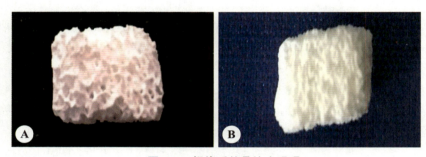

▲ 图2-2　煅烧后的骨块肉眼观

A.成牛骨骨块；B.胎牛骨骨块；肉眼下视成牛骨与胎牛骨骨块均呈均一白色，可见骨小梁结构，质硬，胎牛骨不易破碎

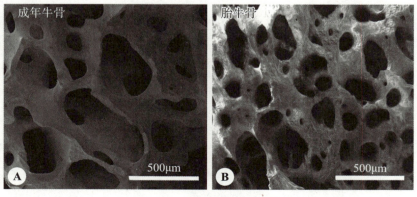

▲ 图2-3　两种骨块扫描电镜图

A.成年质骨，放大倍数为105×；B.胎牛骨，放大倍数为105×

为 21.78 ± 0.55g，体重增加 0.84 ± 0.15g。图 2-4 显示心、肝、肾病理检查均正常。

溶血试验：检测结果显示，胎牛及成年牛骨材料对新鲜兔血的平均溶血率分别为 2.35% ± 0.19% 和 2.81% ± 0.35%。两组材料的溶血率均在允许范围内（<5%），说明此两种煅烧骨材料均具有良好的血液相容性；图 2-5 显示，成年牛骨组、胎牛骨组及阴性对照组的 OD 值分别为 0.305 ± 0.026、0.297 ± 0.012 与 0.296 ± 0.015，MC3T3-E1 成骨细胞系在成年骨组及胎牛骨组中的 RGR 分别为 103.47% 与 100.45%，细胞毒性为 0 级；图 2-6 显示皮肤刺激实验无异常表现。

本实验通过急性中毒实验、皮肤刺激实验、溶血实验、细胞体外毒性实验等均表明了磷酸二氢铵法制备的煅烧骨在制备过程中无磷酸二氢铵残留，是细胞相容性好的骨支架材料，符合 GB/T16886.5—2003 标准中细胞毒性的

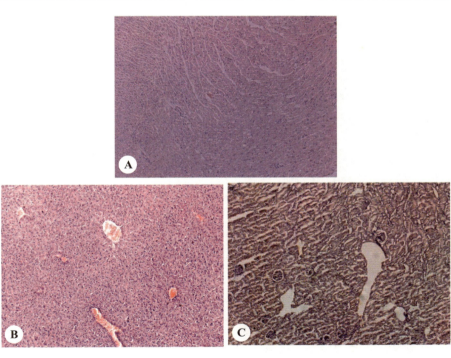

▲ 图 2-4　小鼠脏器病理切片（HE 染色，100×）

A. 心脏切片，片内可见心脏横纹肌连续正常，无断裂，无空泡现象；B. 肝脏切片，片内可见肝内胆管正常、无淋巴浸润，无空泡状结构；C. 肾脏切片，肾小球及肾小管正常，无膨大

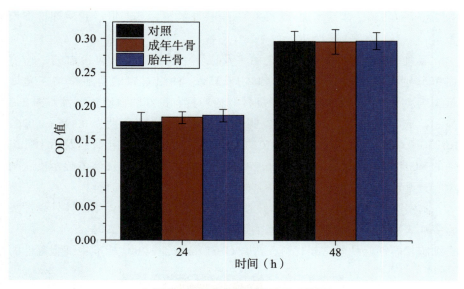

▲ 图 2-5　两种煅烧骨块 MTT 检测

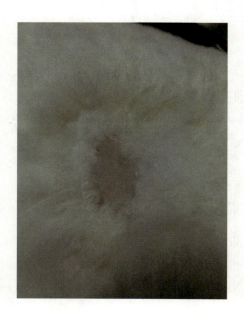

◀ 图 2-6　兔皮肤刺激实验

图中可见，兔子皮肤正常，无红肿
热痛等现象

要求，可形成安全无毒的骨组织支架材料，复合相关的临床前实验要求。

三、小结

本部分进行了磷酸二氢铵法及焦磷酸钠法煅烧天然牛松质骨实验，对两种方法煅烧后的骨支架材料进行了化学组分分析，并对磷酸二氢铵法煅烧后的天然牛松质骨材料进行了生物相容性检测。基于上述实验，首次提出了磷酸二氢铵煅烧法天然牛骨可较稳定地制备出 β- 磷酸三钙纯度较高的胎牛骨骨块且具有良好的生物相容性，是一种比焦磷酸钠、磷酸铵及磷酸氢二铵煅烧法好的制备方法。该方法所制备的天然牛松质骨支架材料不仅可用于随后的实验及研究，且满足临床安全性的前提条件。

第3章 胎牛骨与成年牛骨生物力学性质表征及其与骨缺损修复能力关系研究

　　骨支架材料植入体内后会与组织、细胞等充分接触，为它们提供生长空间，并为生长过程中的代谢产物、炎性因子、细胞因子等提供良好输送体。因此，除了骨支架材料本身的化学性质外，骨支架材料的几何结构及力学性能也是影响其成骨作用的重要因素之一。孔径、孔隙率和微孔分布等孔隙几何结构及材料的杨氏模量不仅为细胞的黏附、分化和增殖提供必要的环境[25]，且能显著影响骨修复过程中细胞的反应及材料的降解[28]。

　　多孔支架材料的孔径大小对与成骨过程中的细胞黏附、生长及血管生成等有重要意义。在以往研究中，学者们对其进行了大量的研究。Hulbert S. 等将铝酸钙小球状材料植入犬的骨缺损后，认为其孔径大小最低要求为100μm左右（孔隙率为46%），100μm以上的孔径有利于矿化后的新骨形成，而75~100μm的孔径则有利于未矿化软骨的长入，10~44μm、44~75μm大小的孔径只有纤维等组织长入[91]；Itälä A 等利用激光技术，制作了50μm、75μm、100μm及125μm四种孔径大小的材料。作者将该四种材料植入兔子动物实验中后，发现四组之间的骨生长没有明显差异，且100μm对于兔动物实验来说，并不是一个很严格的值[92]。Karageorgiou V. 和 Kaplan D. 认为骨支架材料的孔径大小应该为300μm左右，因为较小的孔径容易因局部缺氧而导致软骨形成的减少，较大孔径则有利于新生血管的长入[32]。Lane J. 和 Bostrom M. 认为有利于骨生长的孔径大小应处于100~500μm[93]。Teixeira S. 等用80%的羟基磷灰石及20%的 β- 磷酸三钙制备了孔隙率为70%的混合骨支架材料，该材料中的孔径有68%为400μm，3%为0.7μm的小孔。该材料在植入雄性免疫缺陷小鼠6周后呈现了一定的成骨作用[39]；Woodard J. 等利用羟基磷灰石制作了经重组人骨形态发生蛋白–2表面修饰后的羟基磷灰石骨支架材料，其孔径设置为大孔径（250~350μm）及小孔径（2~8μm）的混合（孔隙率未见描述）[40]。将其植入猪身上后，该材料在第8周时体现出一定的成骨能力。由此可见，不同化学属性的骨支架材料、不同的实验方法可反映出不同的成骨能力最优孔径大小[32]。

　　孔隙率是指某固体物体中的孔洞占有百分比[94]，对骨修复主要有两方面的意义：①适当存在的孔洞为细胞、组织等生长提供了空间[95]；②多孔性结构与长入其内的新生骨及血管等软组织形成了"机械连锁效应"[96]。其与孔径大小是一对不可分割的几何结构参数，并成反比，即孔隙率高的材料具有较大的面积，有利于成骨过程中各种细胞及神经纤维的生理活动，而孔径增大可以提高营养成分的输入，但却降低了材料的孔隙率。因此，孔径大小及孔隙率大小应与材料本身相适应，也应处于一个合理的组合或范围中。以上两种参数虽然已得到了众多的研究结果，但因所采用材料及研究方法的不同，目前尚无一个理想的参数能指导人工骨支架材料的研发，因此，Hannink G. 和 Arts J. 提出，研究孔径大小对骨缺损修复的影响是值得研究的焦点话题[97]，进一步对特定化学属性骨支架材料相应的微观结构参数进行挖掘研究，将有利于形成理想的新型骨支架材料。

　　骨支架材料降解能力是植入材料骨修复能力中的另一项重要指标，是新生骨生长的空间保证。以往研究显示，骨支架材料降解受到众多因素的影响，如局部 pH、Ca/P 比、材料结晶度、颗粒大小、接触面积大小、孔隙率、细胞种类和水分含量等[97, 98]。其中，材料的化学属性因素与材料降解相关研究较明确，材料化学属性的不同会造成其降解速率的不同[99]，有学者利用不同化学方法合成不同的材料，以挖掘新的高吸收率降解材料[100]。从理想情况看，骨支架材料吸收的速度应该与新生骨形成的速度相近，但多孔支架材料的吸收总是要较慢于新生骨的形成速度[97]。造成这一现象的主要原因，可能是异种材料本身的降解与其生物相容性是相互矛盾的：一方面，材料必须要完全满足宿主的生物相容性，不能引起任何的免疫组织反应，另一方面，材料降解需要依靠免疫系统中的巨噬细胞产生破骨细胞而进行，而高的生物相容性则降低了巨噬细胞将其识别其的概率，例如磷酸钙材料则不易被巨噬细胞所捕获[101]。

　　根据 Wolf 定理，力学因素对骨的退化、吸收和破坏有明显的影响，不同大小的应力不仅会造成骨不同的生物学行为，也会影响骨形成不同的结构[102]。骨支架材料的生物力学性质与材料降解之间可能具有密切的联系，但以往学者们对其研究主要集中于以下两点：①骨支架材料的抗压强度及杨氏模量等必须足以支撑骨缺损区的外界压力，不能在细胞及组织生长期间塌陷，且须全程支撑外界压力，直到新骨形成；②骨支架材料抗压强度及杨氏模量的升高有利于张力纤维的排布及细胞的分化扩展[103-105]。由于更换材料的化学属性并不能很好地解决其降解问题，因此，加强骨支架材料生物力学性质与材料降解之间的关系研究，或能为我们提高其降解率带来新的启示。

如前所述，煅烧天然牛骨为我们研究骨支架材料微观结构参数及生物力学特点提供了良好的材料基础，但以往文献中少见成年牛骨与胎牛骨在成骨过程中的比较研究。而关于成骨过程的研究方法，以往的相关研究众多，但由于受到诸多不确定因素的影响，体外细胞研究与体内成骨研究的结果往往不尽相同[32, 106]，因此，全面利用体外细胞实验、分子表达实验及体内动物实验验证新生骨形成、血管生成、材料降解等骨修复综合能力是最直接、最有效的方式，有利于全面、综合评估天然骨材料的成骨能力。

综上所述，本实验拟选用成年牛骨与胎牛骨作为研究对象，系统性地检测成骨细胞在两者上的早后期黏附及早后期成骨因子表达（体外实验），同时通过兔下颌骨骨缺损修复实验检测两者在成骨前期、中期及后期的新生骨、新生血管、材料降解能力（体内实验）；再利用扫描电子显微镜、micro-CT、力学试验机等仪器检测两种材料的微观结构及生物力学性质，并利用三维有限元建模力学分析的方法，以期研究：①骨综合修复能力最优天然煅烧牛骨的微观结构特点及煅烧天然牛骨 von Mises 应力分布及受载向位移分布特点；②煅烧天然牛骨生物力学特征与成骨之间的关系；③煅烧天然牛骨材料降解与其生物力学性质之间的关系。以上实验将为胎牛骨在临床中的应用提供实验依据，并为以 β- 磷酸三钙为化学属性的人工骨材料提供骨支架材料"仿生"几何结构参数，并能从生物力学角度解释骨支架材料的降解，从而能更好地服务于医学临床。

具体实验流程如下。

一、材料与方法

（一）主要实验仪器与试剂

1. 倒置相差显微镜（奥林巴斯，日本）。

2. 荧光定量 PCR 仪（Stepone plus，ABI，美国）。

3. 吊磨机（红牛 HN-70004，德国）。

4. micro-CT（BRUKER MICROCT N.V. 德国）。

5. CT-analyzer 软件（上海软拓生物科技有限公司，中国）。

6. 万能力学测试机（5965，英斯特朗上海公司，上海，中国）。

7. RNA 抽提试剂盒（Promega，北京，中国）。

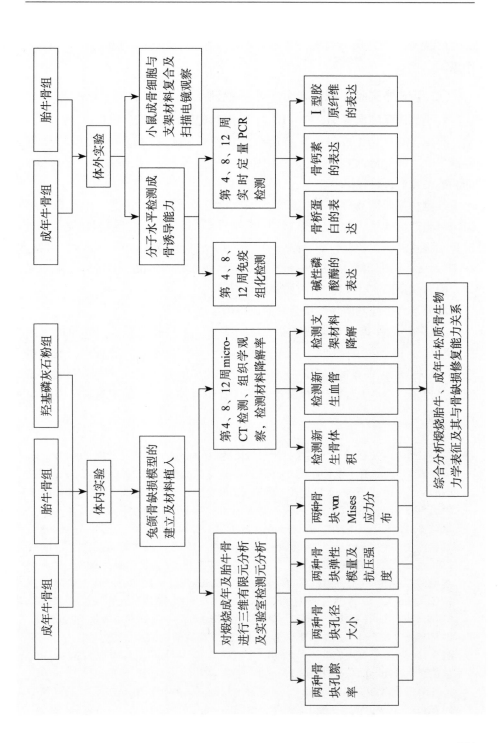

8. 新西兰大耳兔（购买自甘肃省中医学院动物行为学研究中心，甘肃，中国）。

（二）体外实验（细胞及分子水平检测）

1. 小鼠成骨细胞系 MC3T3-E1 与支架材料复合及扫描电镜观察

小鼠 MC3T3-E1 成骨细胞培养于含 10% 胎牛血清的 DMEM/F12 完全培养液❶ 中，置于 5% CO_2、37℃孵箱中培养。每 3 天更换 1 次培养液，用 0.25% 的胰酶消化进行传代培养。

细胞初期黏附率观察：实验组为胎牛骨组及成年牛骨组，两组互为对照组。每组选取 4 块，放入 24 孔板中，每孔 1 块。将传代成骨细胞制成 10^4/ml 成骨细胞悬液，在各材料的表面分别接种 1ml 细胞悬液，37℃、5%CO_2 培养。在 4h 及 24h 时取出材料进行电镜扫描，观察细胞贴附情况，并进行黏附率统计。同时观察细胞在 4d、7d 时的黏附情况。

2. 分子水平检测两种煅烧骨块的成骨诱导能力

(1) 实时定量 PCR 检测骨桥蛋白、骨钙素、I 型胶原纤维引物及扩增体系：将成年牛骨和胎牛骨预湿后无菌滤纸吸干，分别放入 24 孔板内以 5×10^4 个 /ml 细胞浓度（兔骨髓间充质干细胞成骨分化细胞），每个材料表面接种 1ml 细胞悬浮液，分别形成成年牛骨组及胎牛骨组，加入 1ml 细胞悬液的设为空白对照组。

---

❶ 主要成分：L- 亮氨酸 59.0mg/L，无水氯化钙 116.6mg/L，五水硫酸铜 0.0013mg/L，亚油酸 0.042mg/L，硫辛酸 0.105mg/L，L- 赖氨酸盐酸盐 91.25mg/L，九水硝酸铁 0.05mg/L，L- 蛋氨酸 17.24mg/L，酚红 8.1mg/L，七水硫酸亚铁 0.417mg/L，L- 苯丙氨酸 35.48mg/L，1,4- 丁二胺二盐酸盐 0.081mg/L，氯化钾 311.8mg/L，L- 丝氨酸 26.25mg/L，丙酮酸钠 55mg/L，氯化镁 28.64mg/L，L- 苏氨酸 53.45mg/L，维生素 H0.0035mg/L，无水硫酸镁 48.84mg/L，L- 丙氨酸 4.45mg/L，D- 泛酸钙 2.24mg/L，氯化钠 6999.5mg/L，L- 天门冬酰胺 7.5mg/L，氯化胆碱 8.98mg/L，无水磷酸二氢钠 54.35mg/L，L- 天门冬氨酸 6.65mg/L，叶酸 2.65mg/L，磷酸氢二钠 71.02mg/L，L- 半胱氨酸盐酸盐 17.56mg/L，i- 肌醇 12.6mg/L，七水硫酸锌 0.432mg/L，L- 谷氨酸 7.35mg/L，烟酰胺 2.02mg/L，L- 精氨酸盐酸盐 147.5mg/L，L- 脯氨酸 17.25mg/L，盐酸吡哆醛 2mg/L，L- 胱氨酸盐酸盐 31.29mg/L，L- 色氨酸 9.02mg/L，盐酸吡哆醇 0.031mg/L，L- 谷氨酰胺 365mg，L- 酪氨酸 38.4mg/L，核黄素 0.219mg/L，甘氨酸 18.75mg/L，L- 缬氨酸 52.85mg/L，盐酸硫胺 2.17mg/L，L- 组氨酸盐酸盐 31.48mg/L，D- 葡萄糖 3151mg/L，胸苷 0.365mg/L，L- 异亮氨酸 54.47mg/L，次黄嘌呤 2mg/L，维生素 B_{12} 0.68mg/L。

24h 后各组加入 1ml 完全培养基，每 2 天换液，14d 后分别利用离心法（3000r/min，3min）收集各组的细胞，按照试剂盒使用方法提取总 RNA，按照试剂盒进行 cDNA 反转录。使用引物序列（表 3–1）扩增基因骨桥蛋白（osteopontin，OPN）、骨钙素（osteocalcin，OCN）、Ⅰ型胶原纤维（collagenous fiber，COL Ⅰ）及内参基因[107]；PCR 反应体系：2×SybrGreen qPCR Mix 10μl，上下游引物（表 3–1）各 0.4μl，模板（cDNA）7.2μl，加 ddH$_2$O 至 20μl。PCR 循环条件：95℃、3min；95℃、7s；57℃、10s；72℃、15s；45 个循环。扩增过程中的主要注意步骤点：①将 cDNA 样品稀释 8 倍作为模板上机检测，测得各个基因的梯度稀释扩增曲线，标准曲线，扩增效率及相关系数均在要求范围之内；②各基因扩增曲线呈典型 S 形曲线，熔解曲线呈单一峰值。

表 3–1　引物序列表

基　因	上游引物	下游引物
内参（Beta-actin）	5′GACCGACTACCTCATGAAGATCCT 3′	5′ TCGTTGCCGATGGTGATGA 3′
Ⅰ型胶原纤维（COL Ⅰ）	5′ CAACAGCAGGTTCACTTACACT 3′	5′ CAAGGAAGGGCAAACGAGAT 3′
骨桥蛋白（OPN）	5′ACCAAGGAACAATCACCACCAT 3′	5′ TAGCATTCTGCGGTGTTAGGAG 3′
骨钙素（OCN）	5′GAAACCGAAGAGGAAGTAGTGG 3′	5′ AAAGAAGTGGCAGGAGGAGTC 3′

组间两两比较采用独立样本均数 t 检验，$P<0.05$ 为有统计学意义

(2) 碱性磷酸酶的检测：取细胞 10μl，4℃冰浴震荡 30min，4℃、12 000r/min 离心 1h，取上清液。操作步骤见表 3–2。

表 3–2　碱性磷酸酶操作步骤

	空白孔	标准孔	测定孔
ddH$_2$O（μl）	5	—	—
0.1mg 酚标准溶液（μl）	—	5	—
待测样（μl）	—	—	5
缓冲液（μl）	50	50	50

（续表）

	空白孔	标准孔	测定孔
基质液（μl）	50	50	50
充分混匀，37℃水浴 15min			
显色剂（μl）	150	150	150

绘制标准蛋白曲线，测定各组蛋白总量。根据碱性磷酸酶定量试剂盒使用方法测定碱性磷酸酶活力，碱性磷酸酶活力（金氏单位 /gprot）＝（测定 OD 值－空白 OD 值）/（标准 OD 值－空白 OD 值）× 标准品浓度 (0.1mg/ml) / 待测样本蛋白浓度 (gprot/ml)。

（三）体内实验（兔颌骨骨缺损修复实验）

1. 兔子选择及分组

选取新西兰大耳兔 50 只（雌雄各半，1.8～2.8kg）随机分为以下各组：使用成年牛骨块为成年牛骨组，使用胎牛骨块为胎牛骨组，使用羟基磷灰石粉为对照组，每组 5 只（组内雌雄基本一致），各组分别设 4 周、8 周、12 周为 3 个时间观察点，使用动物 45 只，预留 5 只备用。动物实验过程小心谨慎，严格按照医学伦理学要求进行，同时获得兰州大学医学伦理委员会同意。

2. 兔颌骨缺损模型的建立及材料植入

所有实验动物采用 2% 利多卡因皮下局部浸润麻醉，麻醉时注射至兔子皮肤与皮下组织分离并形成明显肿胀即可。注射利多卡因 3min 后与手术区备皮、消毒，随后于兔下颌骨角前切迹处剪开皮肤，沿下颌体部下缘 1cm 处向前做一长 2～3cm 平行切口，钝性分离肌肉及筋膜，前止点为颏孔处，后止点在下颌角前切迹处，暴露两者之间的下颌骨体部，使用高速小球钻在颊侧距离下颌骨下缘约 1cm 左右制备一个 10mm×5mm×5mm 大小的箱型人工骨缺损，边冲钻边利用生理盐水降温并注意保护下牙槽血管及神经。清创、止血后植入上述三种材料使得材料充分与骨断面精密结合。对照组用羟基磷灰石粉填满骨缺损区，关闭伤口，分层缝合（图 3-1）。在第 4 周、8 周、12 周各时间点使用过量麻药对动物进行安乐死[108]。

3. 检测新骨形成体积及材料的降解率

(1) micro-CT 检测：将各组、各时间观测点的兔子过量麻醉药物安乐死后，分离其下颌骨。用线锯在植骨部位周围外约 2mm 处取得标本，将获取的

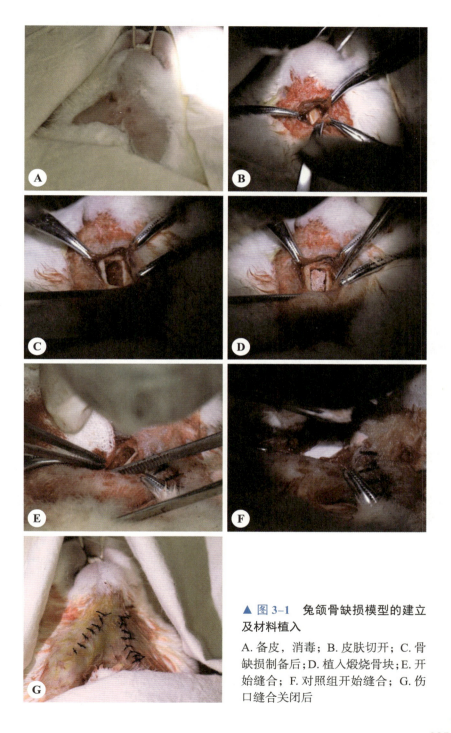

▲ 图 3-1　兔颌骨缺损模型的建立及材料植入

A. 备皮，消毒；B. 皮肤切开；C. 骨缺损制备后；D. 植入煅烧骨块；E. 开始缝合；F. 对照组开始缝合；G. 伤口缝合关闭后标本立即放入 4% 多聚甲醛固定液中。将获取的样本使用 micro-CT 进行扫描，扫描阈值为 65～255，扫描厚度为 18μm，然后再进行组织学观察。骨缺损区域新骨体积及剩余材料体积的重建和分析使用 CT-analyzer 软件进行。结果使用 t 检验进行分析。

(2) 组织学观察：样本经 10%EDTA 脱钙，常规脱水、浸蜡及包埋，系列 5μm 的切片在长方体形骨缺损的中央由近中向远中纵切。每个样本 10 张切片，其中 5 张进行 Masson 三色染色，以对骨缺损区域新生骨的成熟度加以评价，实验步骤参照 Masson 三色染色试剂盒进行；另外 5 张切片进行免疫组化染色，一抗为 Anti-Endothelium 抗体（PLA-E），二抗为山羊抗小鼠 IgG，以对骨缺损区域新生血管密度加以统计，实验步骤参照小鼠 SP 检测试剂盒进行，最后利用显微镜拍照，结果用 ImageJ 软件识别并统计。

（四）两种煅烧骨块生物力学表征检测

1. 生物力学表征实验室检测

以下检测分别均按照成年牛骨及胎牛骨分组，每组 8 例（块）。利用检测后数据进行统计。将骨块利用真空干燥机真空干燥，真空状态下表面喷金 60s，利用扫描电子显微镜观察其微观结构（放大 105 倍，55Hz 电子束）。观察其表面超微结构并拍照。

骨块孔径大小的测量：利用 SEM 自带测量软件，随机取多个视野并测量、记录，后利用 SPSS17.0 进行统计。其孔径形状利用肉眼观察电镜照片见图 3-2。

孔隙率的测定：利用 micro-CT 以 7μm 的空间分辨率进行 360° 扫描，整合时间 2s，X 线线源设置为 70kVp，114mA[109]。孔隙率由 CT 系统自带软件计算。两种骨块抗压强度和杨氏模量的测定[86]：将经磷酸二氢铵法制备的两种骨块（大小为 5mm×5mm×10mm 及 5cm×5mm×40mm 的长方体），在因斯特朗万能材料测试机上分别测试抗压和抗折强度，匀速加载（$2×10^2$N/s），三次测量取平均值。

2. 煅烧骨块的力学性质与行为特点分析

(1) 煅烧牛骨的有限元模型建立：利用 Mimics 软件对成年牛骨进行有限元模型建立。主要步骤如下。

挑取一块中成年牛骨，将其 micro-CT 扫描保存后的 Dicom 格式数据导入 Mimics，确定矢状位、冠状位及底部三个解剖位置（图 3-3）。然后对三个位

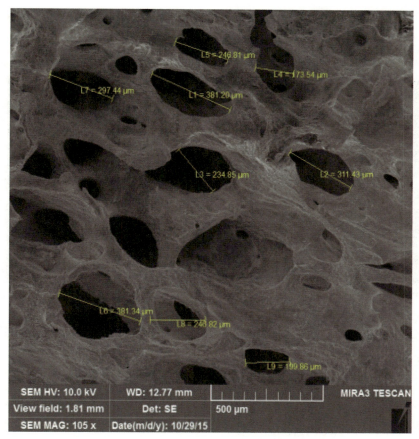

▲ 图 3–2　骨孔径大小的测量实验过程图

图中所使用电压等参数及放大倍数均标于图下方

置分别建立二维蒙版（mask）（图 3–4A）。最终确定灰度值范围为 2122～7867
（图 3–4B）。编辑二维蒙版后，分别以矢状位、冠状位及底部三个解剖位置合
三维模型（图 3–5）。利用区域增长功能将骨结构和其他组织进行再一次区分，
然后进行生成三维模型 calculate 3D，得到成年骨结构。选择适当的光顺因子
和迭代次数。光顺因子为 0.05，迭代次数为 100 次（图 3–6）。

　　本实验胎牛骨分析用模型利用成年牛骨建模，然后按照实际所测孔径大
小比例及实际所测胎牛骨的杨氏模量建模，主要原因为：①电镜下观察，两
种骨结构的形状相近（图 3–7）；②两种骨皆为同种牛，虽生长年龄不同，但
骨在生长退化过程中总体结构不发生巨大变化，重点是在孔径周围骨小梁处

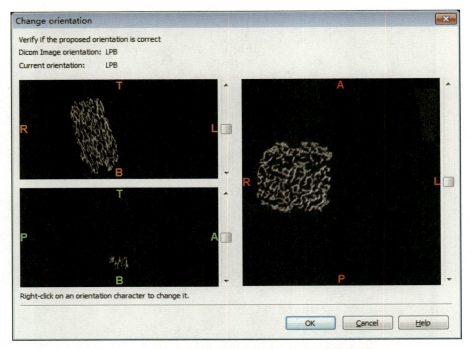

▲ 图 3–3　**Mimics** 中确定成牛骨块的三个解剖位置

进行吸收式增长及退化[110]；③胎牛骨 Mimics 建模后密度过大，孔径过小，结构复杂，出现大面积融合，很难形成后续分析模型（图 3-7）。

随机选取建模后成年牛骨中的三处结构，分别用模型 A、模型 B、模型 C 表示；利用 Mimics 的 remesh 功能进行逆向处理，并导出 STL 格式（图 3-8）。

(2) 曲面处理：因为裁选三处结构中均有部分尖状突起，而这些突起将影响后续有限元分析中的网格划分等分析进程，所以本部分分析将利用 Geomagic 对三种结构均进行曲面处理。

利用软件的增加表面啮合功能，将尖状突起进行优化，形成较为圆钝的曲面（图 3-9）。然后利用软件的网格医生功能，将每个模型进行曲面圆钝处理（图 3-10）；在精确曲面导向内，先对轮廓曲线进行编辑，按照然后构造曲面片，进而拟合 nubs 曲面，围成实体模型，并导出三个模型 STP 格式（图 3-11）。

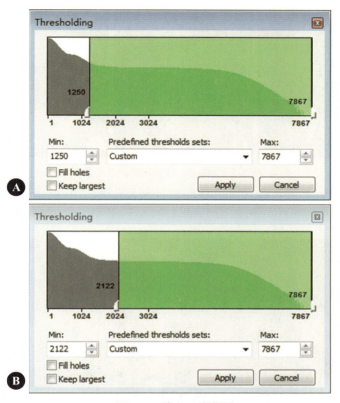

▲ 图 3-4　建立二维蒙版

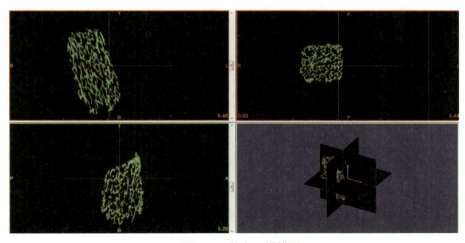

▲ 图 3-5　整合三维模型

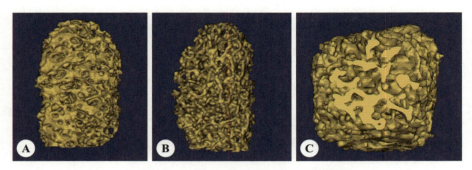

▲ 图 3-6　**Mimics 建立后的成年牛骨模型**

A. 正面观；B. 背面观；C. 底面观；建模后可见成年牛骨煅烧后余留的骨小梁、骨板等结构，结构清晰，融合较少

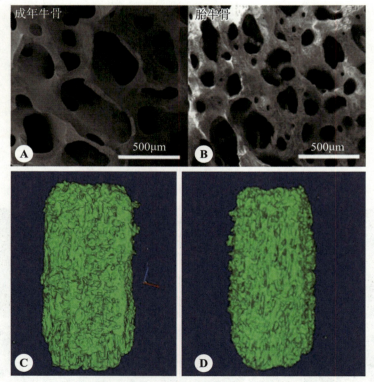

▲ 图 3-7　**胎牛骨及成年牛骨电镜比较及胎牛骨 Mimics 建模后图**

A. 成年牛骨电镜扫描图；B. 胎牛骨电镜扫描图；C 和 D. 胎牛骨经 Mimics 建模后。图中可见胎牛骨及成年牛骨在电镜下结构相近，且胎牛骨 Mimics 建模后出现大面积融合，模型模糊

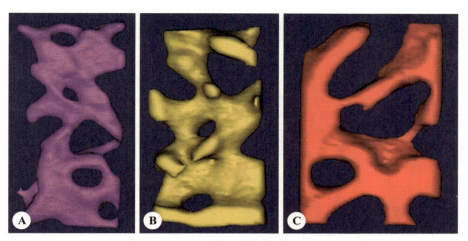

▲ 图 3-8　成年牛骨中随机选取的三处结构

A. 模型 A；B. 模型 B；C. 模型 C

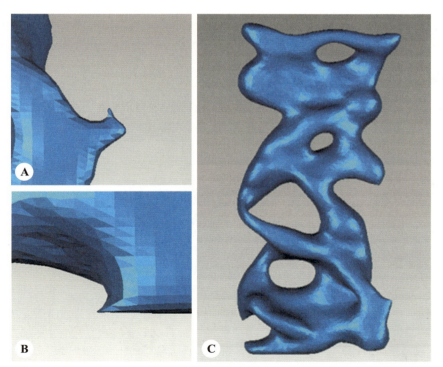

▲ 图 3-9　增加表面啮合功能处理尖状突起示意图

A 和 B. 突起示意；C. 突起取出后效果

(3) 煅烧骨受载时内部应力分布特征分析：将基于 Mimics 软件构建的煅烧骨结构看作为各向同性弹性材料，对所选取模型经 Geomagic 软件曲面处理后，利用 ANSYS 软件对其力学特性进行有限元分析。主要操作步骤为：

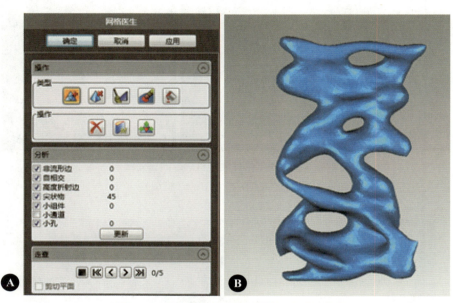

▲ 图 3-10　网格医生进行曲面圆钝处理示意图

A. 参数选项；B. 待处理模型

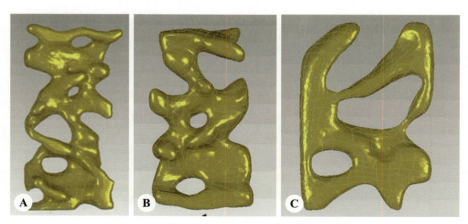

▲ 图 3-11　三个模型 STP 格式

A. 模型 A；B. 模型 B；C. 模型 C

①将基于 Mimics 与 micro-CT 构建的几何结构导入 ANSYS 软件后赋予其材料属性。杨氏模量：成年牛骨 62.25MPa；胎牛骨 75.86MPa，泊松比均为 0.3[111]，按照成年牛骨及胎牛骨孔径大小比（1.76）缩小成为胎牛骨；②有限元网格划分采用了 Solid186 单元（3 维 20 节点固体结构单元），每个节点具有三个自由度，共有 4712 个单元，8944 个节点；③选用 Static Structural（静力分析）模块，为了分析煅烧骨结构受载时不同部位的应力分布情况，我们考虑了其下端固定，上端受力的变形模式。同时，微孔内表面法向应力设为 0，以模拟流体能自由流出[38]胎牛骨的情形。三个成年牛骨模型主要步骤见图 3–12 至图 3–14。

为了分析结构内部应力的分布情况，我们考虑了 von Mises 平均应力，即

$$\bar{\sigma} = 1/\sqrt{2}\ \sqrt{(\sigma_1 - \sigma_2)^2 + (\sigma_3 - \sigma_2)^2 + (\sigma_1 - \sigma_3)^2} \qquad （公式 3–1）$$

其中 σ_1，σ_2 和 σ_3 为三个主应力，$\bar{\sigma}$ 为 von Mises 平均应力。该 von Mises 平均应力的引入可以让我们基于单一应力指标评估结构内部应力的分布特征。

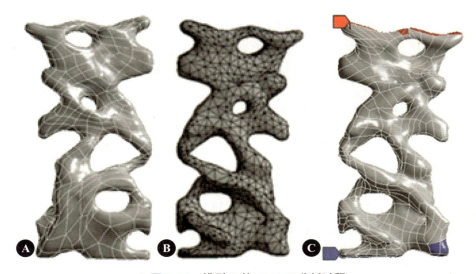

▲ 图 3–12　模型 A 的 ANSYS 分析过程

A. 模型导入 ANSYS；B. 自由网格划分；C. 固定约束（蓝色表示）及加力（红色表示）

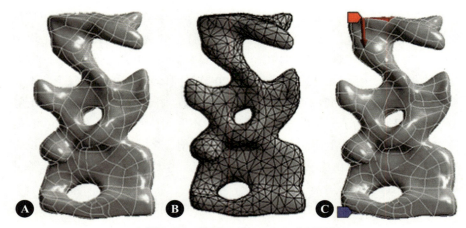

▲ 图 3–13　模型 B 的 ANSYS 分析过程

A. 模型导入 ANSYS；B. 自由网格划分；C. 固定约束（蓝色表示）及加力（红色表示）

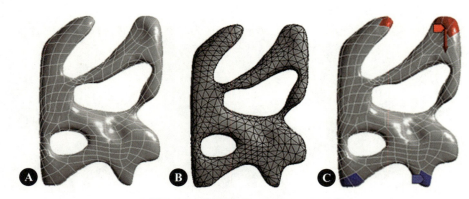

▲ 图 3–14　模型 C 的 ANSYS 分析过程

A. 模型导入 ANSYS；B. 自由网格划分；C. 固定约束（蓝色表示）及加力（红色表示）

综上所述，整个过程简单描述如下。挑取一块成年牛骨，行 micro-CT 扫描，后导入 Mimics，确定矢状位、冠状位及底部三个解剖位置；分别建立二维蒙版（mask），以灰度值范围为 2122～7867 选取全部骨结构并去掉周围杂乱组织；利用区域增长功能将骨结构和其他组织进行再次区分，然后进行生成三维模型，得到成年骨结构。随机选取建模后成年牛骨中的三处结构，分别用模型 A、模型 B、模型 C 表示。

二、结果与讨论

（一）两种煅烧骨块骨缺损修复能力实验检测

1. 体内实验结果（讨论见后述）

(1) 小鼠成骨细胞与两种煅烧骨骨块的复合：细胞初期黏附率：成年牛骨，28.3% ± 12%（4h）、40.6% ± 9.6%（24h）；胎牛骨，35.0% ± 7.4%（4h）、48.5 ± 12%（24h）。差异有统计学意义（$P<0.05$）；图 3-15 扫描电镜观察图显示了 1d、4d 及 7d 时两种骨块上细胞黏附及增殖的情况：接种 1d 时，可见少量细胞黏附于两种煅烧骨骨块上，接种 4d 及 7d 时，细胞黏附无异常。

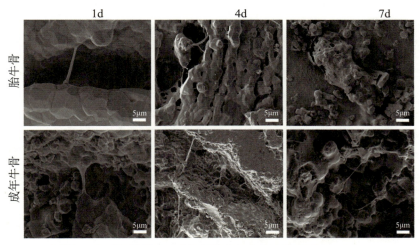

▲ 图 3-15　**MC3T3-E1 细胞与两种煅烧骨骨块的复合（100×）**

图中细索状，悬挂在中间的为生长的细胞，胎牛骨、成年牛骨及生长时间均标注于图左侧及上方

说明：接种 4h 时，细胞黏附很难被电镜观察到，因此未有电镜照片；接种 4d 及 7d 时两种骨块均形成明显增殖，因此未进行黏附率统计，仅用电镜观察其黏附无异常现象。

(2) 免疫组化法检测碱性磷酸酶活性及三种基因的实时定量 PCR 检测：图 3-16 为四种成骨因子表达结果，其中图 3-16A 表明，胎牛骨组和成年牛骨组碱性磷酸酶的相对活性均增高，但胎牛骨组碱性磷酸酶活性增幅较成年牛骨组高：空白组 17.28 ± 1.18，成年牛骨组 26.29 ± 2.52，胎牛骨组 30.11 ± 2.72，组间差异均呈现出明显差异（$P<0.01$）。

图 3-16B 为三种成骨因子基因的实时定量 PCR 结果。I 型胶原纤维：空白组 1.00 ± 0.09，成年牛骨组 1.13 ± 0.07，胎牛骨组 1.23 ± 0.07；骨钙素：空白组 1.00 ± 0.07，成年牛骨组 1.18 ± 0.06，胎牛骨组 1.31 ± 0.09；骨桥蛋白：空白组 1.00 ± 0.03，成年牛骨组 1.10 ± 0.03，胎牛骨组 1.32 ± 0.08；其中，胎牛骨组较成年牛骨组表达较高，差异有统计学意义（$P < 0.05$），而较空白组均呈现出显著的差异（$P < 0.01$）。

2. 兔下颌骨缺损修复体内实验结果（讨论见后）

图 3-17 为兔下颌骨缺损修复体内实验结果，分别有新生骨体积、新生血管体积、剩余支架材料体积三部分。

图 3-17A 表明，羟基磷灰石粉组新生骨体积呈现下降趋势，在第 8 周及第 12 周时，成年牛骨组及胎牛骨组相应的新生骨体积明显比羟基磷灰石组增高，差异有统计学意义（$P < 0.05$）；同时，胎牛骨组相应的新生骨体积较成年牛骨组高，差异有统计学意义（$P < 0.05$）；另外，图 3-18 中的 Masson 三色染色结果表示：与 CT 检测一致（羟基磷灰石粉组：第 4 周 13.88% ± 0.64%，第 8 周 5.83% ± 0.76%，第 12 周 1.75% ± 0.59%；胎牛骨组：第 4 周 8.41% ± 0.33%，第 8 周 15.48% ± 0.18%，第 12 周 17.62% ± 0.28%；成年牛骨组：第 4 周 6.60% ± 0.18%，第 8 周 11.02% ± 0.28%，第 12 周 15.33% ± 0.36%），胎牛骨组中新生骨在各期中均较成年骨组高，并呈现出增多趋势，而羟基磷灰石粉组初期新生骨较多，但呈现出下降趋势。

图 3-17B 表明，羟基磷灰石粉组的新生血管在 8 周时开始减少，到第 12 周时变为 0，而成年牛骨组及胎牛骨组新生血管均逐渐增多，而胎牛骨组的新生血管要较成年牛骨组增长明显，差异有统计学意义（$P < 0.05$）；图 3-19 中的免疫组织切片图表明，羟基磷灰石粉组新生血管在 12 周出现了坏死，而其他两组的新生血管逐渐增多，与统计结果（羟基磷灰石粉组：第 4 周 0.46% ± 0.01%，第 8 周 0.35% ± 0.01%，第 12 周 0%；胎牛骨组：第 4 周 0.56% ± 0.01%，第 8 周 0.93% ± 0.01%，第 12 周 1.41% ± 0.01%；成年牛骨组：第 4 周 0.52% ± 0.01%，第 8 周 0.70% ± 0.01%，第 12 周 0.93% ± 0.01%）一致，胎牛骨组的新生血管要较成年牛骨组增多。

图 3-17C 表明，胎牛骨组的剩余材料相对较少，差异有统计学意义（$P < 0.05$）。其统计结果为：胎牛骨组：第 4 周 38.58% ± 0.53%，第 8 周 22.58% ± 0.38%，第 12 周 19.23% ± 0.34%；成年牛骨组：第 4 周 41.56% ± 0.43%，第 8 周 29.61% ± 0.51%，第 12 周 23.44% ± 0.27%。

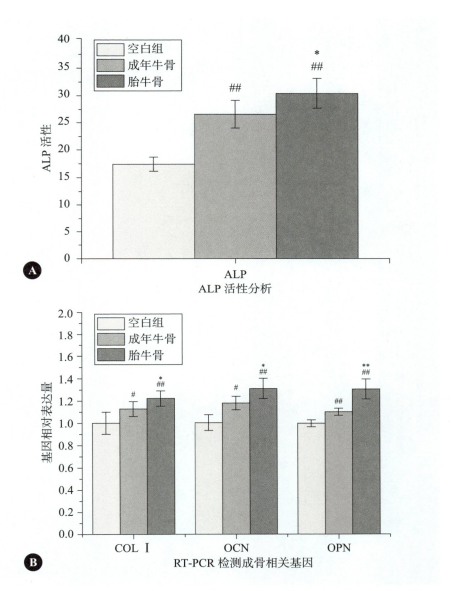

▲ 图 3–16　免疫组化法检测碱性磷酸酶活性分析及三种基因的实时定量 PCR 检测

A. 碱性磷酸酶的活性分析，## 表示与空白对照组相比有显著性差异（$P < 0.01$），* 表示与成年牛骨组相比有显著性差异（$P < 0.01$）；B. 三种基因的实时定量 PCR 检测，与空白组对比，# 为 $P < 0.05$，## 为 $P < 0.01$；与成年牛骨组对比，* 为 $P < 0.05$，** 为 $P < 0.01$

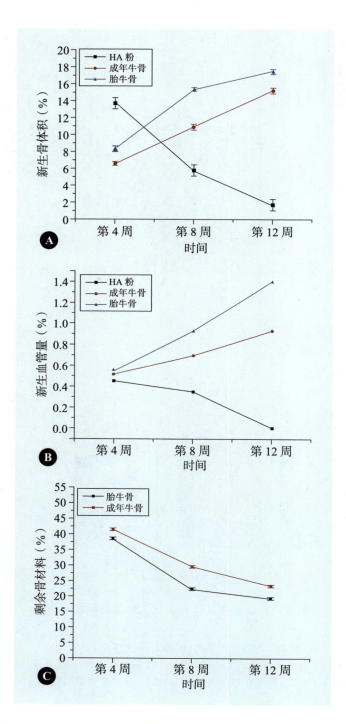

◀ 图 3-17　兔下颌骨缺损修复体内实验三种结果折线图

不同颜色线代表不同组别，图中短线为标准差。A.新生骨体积；B.新生血管体积；C.剩余支架材料体积

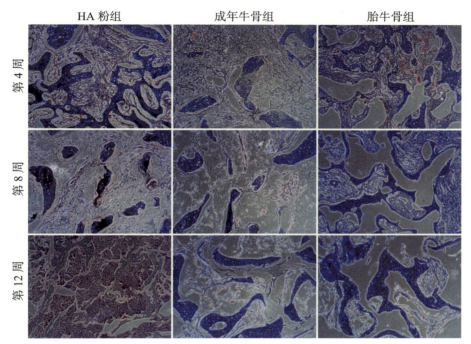

▲ 图 3-18　各组在三个时间点的新生骨 Masson 三色染色

图中深蓝色部分为新生骨；观察组别与时间点分别标注于图上方及左侧

说明：羟基磷灰石粉组由于发生坏死，其剩余材料未进行统计。

（二）骨支架材料生物力学表征分析

表 3-3 表明，成年牛骨的孔径大小大于胎牛骨，但其孔隙率低于胎牛骨骨块，差异有显著的统计学意义（$P < 0.001$）；胎牛骨的抗压强度、抗弯曲强度及杨氏模量均高于成年牛骨，差异有显著的统计学意义（$P < 0.001$）。

1. 两种骨支架材料孔隙几何结构与下颌骨修复能力的关系

本实验避免了以往研究中实验检测手段较少、实验观测点单一和材料化学属性不统一等诸多缺点[39, 40]，采用了同一化学属性（β- 磷酸三钙）但不同孔径、孔隙率大小等微观结构属性的两种骨支架材料——煅烧天然成年牛松质骨及煅烧天然胎牛松质骨进行了比较，采用了三个时间点观察，并结合了细胞黏附、成骨因子表达、新生骨形成、新生血管生成、材料降解等系列综合生物实验方法，验证了两种材料的骨综合修复能力。实验结果表明，无论在体外实验中的细胞黏附能力、成骨早期标志因子（碱性磷酸酶、COL Ⅰ）、

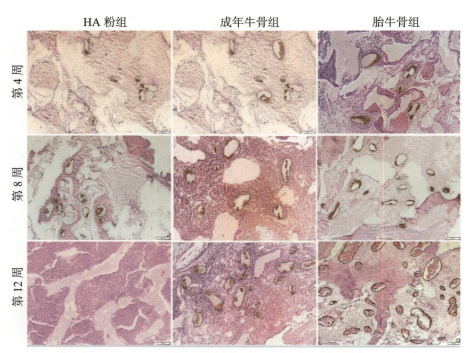

▲ 图 3-19   三组材料相应新生血管免疫组化染色切片

切片中圆形孔状结构是新生血管；观察组别与时间点分别标注于图上方及左侧

表 3-3   两种煅烧骨骨块孔隙几何结构参数及生物力学性质的测定（$n=10$，$\bar{x}\pm S$）

项　目	成年牛骨	胎牛骨	P^*
孔径形状	不规则椭圆形	不规则椭圆形	—
孔径大小（μm）	340.11 ± 64.13	193.28 ± 42.82	2.42×10^{-15}
孔隙率（%）	69.28 ± 0.25	70.61 ± 0.34	8.77×10^{-9}
抗压强度（MPa）	4.13 ± 0.011	4.84 ± 0.015	8.44×10^{-22}
抗弯曲强度（MPa）	3.16 ± 0.01	3.83 ± 0.01	8.45×10^{-23}
杨氏模量（MPa）	62.26 ± 6.03	75.86 ± 4.65	0.019

*. P 为两样本均数比较的 t 检验值

成骨后期标志因子（OCN、OPN）[112]方面，还是在体内实验（兔骨缺损修复实验）中的新生骨骨量、新生血管量及材料降解量等方面，胎牛骨支架材料的骨缺损综合修复能力在成骨过程的早期、中期及晚期均要强于成年牛骨支架材料，且各项指标均较高，是相对来说较为理想的骨组织工程支架材料。同时，本实验的结果也说明了在 6mm×6mm×10mm 大小的下颌骨缺损修复中，粉状的骨支架材料容易发生坏死而导致骨缺损修复失败[64]，较大的骨缺损，应该用块状的骨支架材料进行骨缺损修复。

　　本实验成功周期为 12 周，约 3 个月，这和人体口腔颌骨自身修复的周期为 3～6 个月[23]的特点相一致，这同时也满足了医患双方的心理预期，方便了患者的就诊与医生的病例追踪进程。因此，本实验说明了以纯相 β- 磷酸三钙为材料构成的胎牛骨骨块是不仅理想的人体颌骨骨缺损备选材料，同时也为我们探索骨支架材料理想的孔径大小、形状、孔隙率等微观结构参数及材料降解与生物力学性质之间的关系研究，提供了良好的研究材料。

　　在孔径大小方面，以往研究中不同的孔径大小在不同的材料中均体现了一定的成骨相关功能：小于 42μm 大小的孔径适宜球形细胞（一种小而圆的血细胞，在脂肪代谢中发挥作用）的生长[113]；100μm 左右的孔径在二氧化钛骨支架材料中有利于细胞的快速黏附[114]；90～120μm 的孔径大小在羟基磷灰石支架材料内有利于软骨成骨，而 350μm 以上大小的孔径大小有利于直接成骨[115-117]；对于羟基磷灰石支架材料而言，300～400μm 是最佳的成骨孔径大小[118]。由此可见，40～400μm 范围内的孔径大小在骨支架材料的骨修复能力中都发挥着不同的重要作用，而不仅仅是某种单一的孔径大小在起作用。因此，2005 年 Vassilis Karageorgiou 与 David Kaplan 在其综述中提出，应对骨支架材料孔径大小进行梯度研究[32]，然而在其之后未见相关报道。

　　在本实验中，胎牛骨综合体现出优秀的下颌骨缺损修复能力，因此，本实验进一步对其所测得的 92 个孔径大小进行了统计，发现一个有趣的现象：图 3-20 表明：其孔径大小具有以下特点：①处于 50～400μm 范围内；②以 193μm 为中位数，193μm 以下及以上大小的孔径数量基本相等、服从正态分布。由此可见，胎牛骨孔径大小并不是想象中的杂乱或复杂，而是满足以下方程式的，即

$$p(x) = \frac{1}{\sqrt{2\pi}\delta}\exp[-\frac{(x-\mu)^2}{2\delta^2}] \qquad （公式 3-2）$$

其中 x 为孔径大小；p 是孔径大小为 x 时的概率分布；μ 为平均孔径大小；δ 为标准差。

不仅如此，成年牛骨的孔径大小也符合正态分布（图 3-20）。另外，从图 3-17 中可看出，无论胎牛骨及成年牛骨，在第 4 周、第 8 周及第 12 周的统计中，它们的新生骨及新生血管的上升速度均为匀速上升，没有体现出明显的加速，和人体骨愈合比较匀速的特点相似。这可能就是正态分布的不同大小孔洞在细胞黏附、血管生成、营养输入及代谢产物排出等复杂生理活动中均起到了一定作用的原因。不同的孔径大小依照自身的结构优势在骨愈合修复这一复杂生理现象中联合发挥着自身的优势作用。

在孔径形状方面，从图 3-2 看出，煅烧天然牛骨的孔径形状属于无明显不规则突起的不规则椭圆形形状，且内部相互贯通。这和以往的报道结果一致：矩形的孔径较利于成骨，而椭圆形的孔径也较圆形利于成骨[38]。另有研究表明：不同孔洞内径的曲率会影响细胞[119]及新生血管[120]的生长，变化的曲率会加速细胞的黏附、迁徙及血管的生长[120-122]；而天然煅烧牛骨这种内部贯通式的方式与以往的研究结果是一致的，较有利于加速细胞的黏附及迁徙，从而促进了成骨。但天然牛骨孔洞内曲率及曲率的定量研究有待在将来进行深入探讨。

在孔隙率方面，本实验中胎牛骨的孔隙率为 70.61%，这与以往报道中孔隙率 70% 以上的材料成骨能力较好的结果相符合[39]。值得注意的是，虽然孔隙率越高其成骨能力越好这个结论被大多数学者所接受，但却降低了材料本身的抗压强度[32]，低孔隙率则反之[34]，而材料本身的抗压强度对于材料降解及细胞生长有重要意义[33, 104]。因此，本实验支持天然煅烧骨 70% 左右为人体骨缺损修复所需骨支架材料的最佳孔隙率。

2. 煅烧天然牛骨 von Mises 平均应力、受载向位移与材料降解之间的关系

图 3-21 至图 3-23 为成年牛骨三个模型的 von Mises 应力及沿受载方向位移分布云图；图 3-24 至图 3-26 为胎牛骨三个模型的 von Mises 应力及沿受载方向位移分布云图。图 3-27 为在动物实验过程中基于 CT 扫描后经 Mimics 建立的成年牛骨支架材料在第 4 周、第 8 周及第 12 周时的材料吸收模型。图 3-21 至图 3-26 表明，六个模型的 von Mises 应力集中区域位于骨小梁及骨板连接处等骨支架材料较细小的部位，而其受载向位移发生最大位置发生在骨板等较大及较厚部位；图 3-27 表明，第 4 周时，骨支架材料未见明显吸收；第 8 周时，骨支架材料开始降解吸收；第 12 周时，骨支架材料出现崩解；降解吸收发生在骨小梁及骨板连接处。

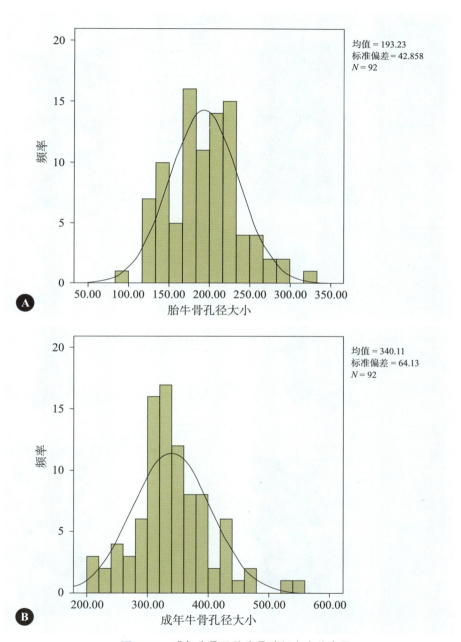

▲ 图 3-20　成年牛骨及胎牛骨孔径大小分布图

A. 未成年胎牛骨孔径大小正态分布显著性水平为 0.984，保留原假设；B. 成年
牛骨孔径大小正态分布显著性水平为 0.601，保留原假设

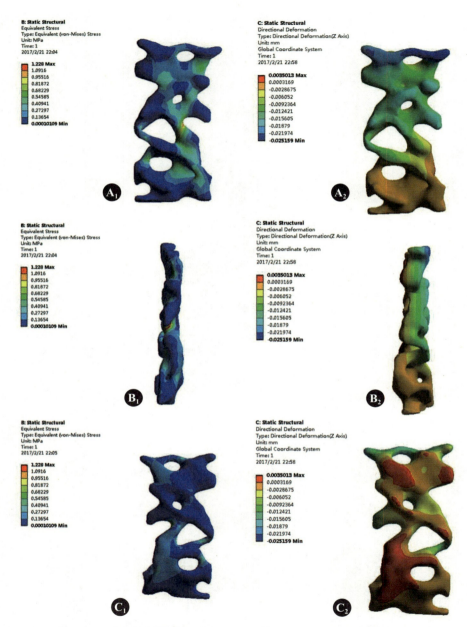

▲ **图 3-21** 成年牛骨模型 A 的 **von Mises** 平均应力及受载向位移分布云图

不同 von Mises 平均应力及受载向位移分布数值标注于图左侧。A. 正面观；B. 侧面观；C. 背面观。其中，分图编号下角数字 1 代表未加载力状态，2 代表加载力后状态

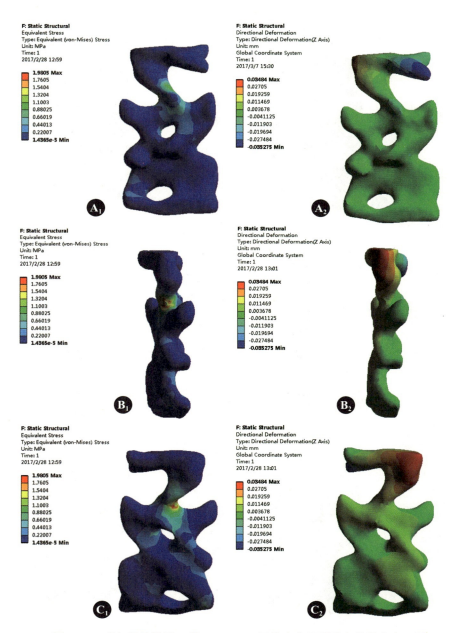

▲ 图 3–22　成年牛骨模型 B 的 von Mises 平均应力及受载向位移分布云图

不同 von Mises 平均应力及受载向位移分布数值标注于图左侧。A. 正面观；B. 侧面观；C. 背面观。其中，分图编号下角数字 1 代表未加载力状态，2 代表加载力后状态

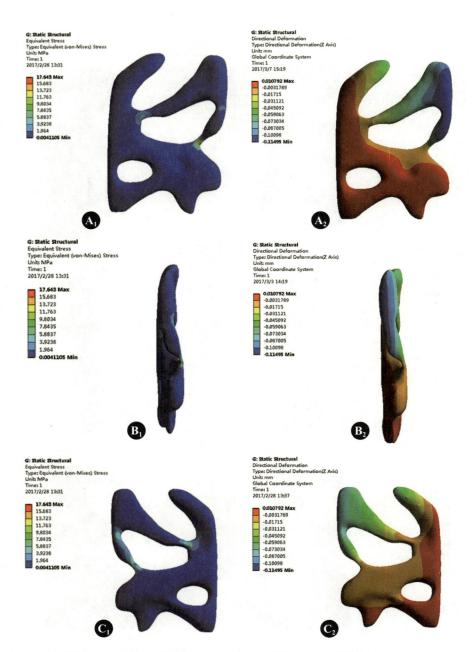

▲ 图 3-23　成年牛骨模型 C 的 von Mises 平均应力及受载向位移分布云图

不同 von Mises 平均应力及受载向位移分布数值标注于图左侧。A. 正面观；B. 侧面观；
C. 背面观。其中，分图编号下角数字 1 代表未加载力状态，2 代表加载力后状态

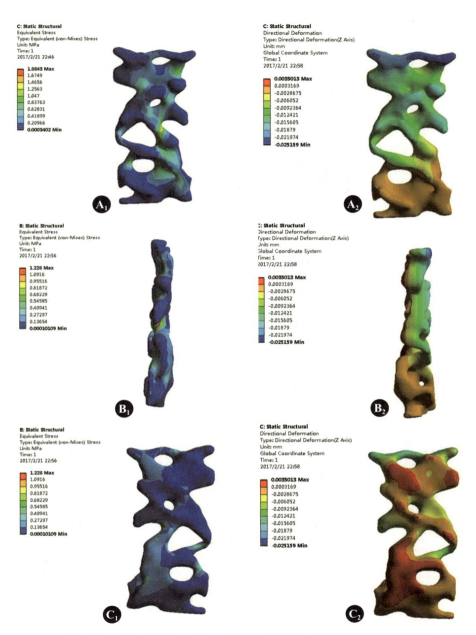

▲ 图 3-24 胎牛骨模型 A 的 von Mises 平均应力及受载向位移分布云图

不同 von Mises 平均应力及受载向位移分布数值标注于图左侧。A. 正面观；B. 侧面观；C. 背面观。其中，分图编号下角数字 1 代表未加载力状态，2 代表加载力后状态

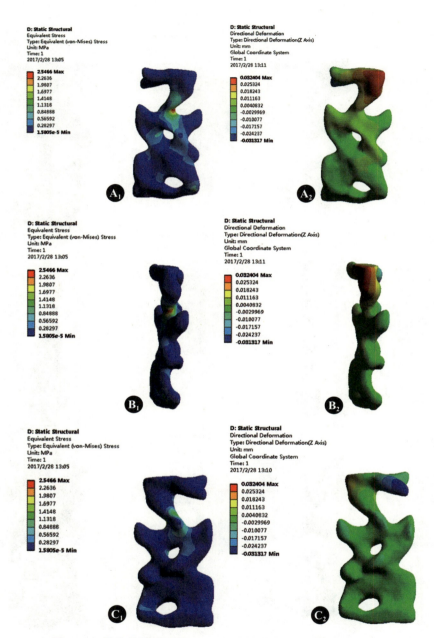

▲ 图 3–25　胎牛骨模型 B 的 von Mises 平均应力及受载向位移分布云图

不同 von Mises 平均应力及受载向位移分布数值标注于图左侧。A. 正面观；B. 侧面观；C. 背面观。其中，分图编号下角数字 1 代表未加载力状态，2 代表加载力后状态

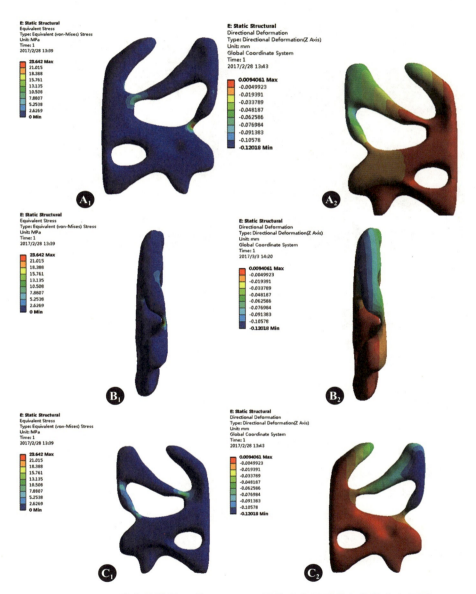

▲ 图 3-26　胎牛骨模型 C 的 von Mises 平均应力及受载向位移分布云图

不同 von Mises 平均应力及受载向位移分布数值标注于图左侧。A. 正面观；B. 侧面观；C. 背面观。其中，分图编号下角数字 1 代表未加载力状态，2 代表加载力后状态

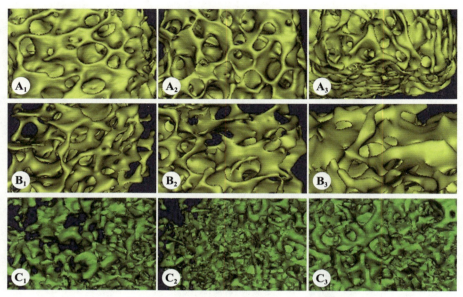

▲ 图 3-27　成年牛骨植入后 Mimics 建模观察

A. 第 4 周；B. 第 8 周；C. 第 12 周。分图编号下角数字 1、2、3 分别为不同观察位置

　　von Mises 平均应力分布云图可清晰描述研究对象中不同位置的应力变化情况，因而研究者能快速准确地确定模型中的应力最集中区域（危险区域）。通过利用 ANSYS 软件基于有限元方法分析成年牛骨及胎牛骨的 6 个模型（各 3 个），我们发现煅烧牛骨的平均应力集中区域位于骨小梁及骨板连接处等骨支架材料较细小的部位，而受载向位移发生最大位置发生在骨板等较大，较厚部位；煅烧天然牛骨骨支架材料的降解，从其骨支架材料的几何结构观察，与平均应力的应力集中点及受载向位移较小处一致——发生在骨小梁及骨板连接处，而骨板处的吸收较小。

　　有趣的是，国内学者进行的骨老龄化退化研究表明：因应力及时间的影响，骨的退化首先从骨小梁处进行，因此在骨退化吸收进程中，其微观骨力学变化较大，但宏观力学性能却变化较小；另外，因垂直向及水平向的应力，骨小梁处发生断裂的概率更高[110, 123, 124]。因此，本研究推测 von Mises 平均应力在骨支架材料的吸收中也具有重要的作用，骨支架材料的吸收与人体骨老龄化退化的过程及特点可能一致。2002 年，有学者提出他们设计了一种"仿生"的骨支架材料，在该材料中他们人为设计了高的应力集中区及应力较小区域，取得了良好的效果[125]，有综述也提示了该报道的结论[33]。该研究虽未进一步对其形成原因及特点进行深入分析，但其研究结果支持本实验中对煅烧天然牛骨支架材料降解特点的推测。

　　另外，根据本实验结果推测得出的这种天然煅烧牛骨支架材料降解特点，完美符合了理想骨支架材料"过渡性支撑"及"促进成骨"的要求：①受应力及时间因素的影响，煅烧天然牛骨支架材料退化吸收首先从骨小梁处进行，而此时其宏观结构和宏观力学性质变化较小，不影响其承受外界应力。当整体骨支架材料在后期吸收崩解时，新生骨及新生软组织已经形成，并具有了一定的抗压强度，可以协助骨支架材料进行"支撑"。因此，煅烧天然牛松质骨支架材料在整个骨缺损修复过程中起到了"过渡性支撑"的作用。②由于具有特殊的骨板与骨小梁联通的多孔性结构，煅烧天然牛骨材料存在一定的抗压强度及杨氏模量，所以有助于细胞的分化生长 [33]。但值得注意的是，不同于单纯的体外细胞培养发酵，骨支架材料的抗压强度及杨氏模量并非越高越好，而是应与人体下颌骨及其他缺损部位的抗压强度及杨氏模量相一致，以免产生骨应力屏障 [33, 126]。人类松质骨的抗压强度为 2～45 MPa [127, 128]，其杨氏模量在 50～100 范围内 [111]。而本实验中胎牛骨（β- 磷酸三钙）的抗压强度及杨氏模量分别为 4.84 ± 0.015 及 75.86 ± 4.65（表 3-3），这与人体松质骨相符，因此，以 β- 磷酸三钙为化学组分的胎牛骨支架材料可作为人体下颌骨缺损的修复材料。

　　理想的骨支架材料应具有与新生骨材料相协调的速度及降解量，然而，与本实验的结果一致，材料的降解总是要滞后与新骨的形成 [97]。这可能是包括本实验在内的众多研究在材料降解时仅仅考虑了材料本身的化学属性，而未引入外界应力刺激的原因。根据 Wolff 定律，人体骨组织退化吸收形成的应力因素可能恰好能成为加速骨支架材料降解的方法，例如在软组织愈合后装置过渡性义齿或人为按摩等，但相应的应力大小及方向值得进一步进行定量研究。

　　在早期研究中，有部分学者利用均匀化理论对人体松质骨的模型进行了总结，并利用力学方法得出了几种骨小梁模型 [129-132]，后期对骨松质建模时，学者们也习惯于使用基于均匀化理论的胞元板杆状松质骨骨小梁模型 [110]。这些模型为后期的研究奠定了基础，并得出了很多重要的结论。本实验在建模时基于 CT 扫描后进行 Mimics 仿真，首次建立了骨小梁组织层仿真模型，并进行了平均应力及受载向位移分析，其分析结果得到了以往研究结果的支持 [110]，这表明了利用 Mimics 仿真建立松质骨组织层模型是可行的，这将有利于更微观地观察其内部应力分布特点。

β-磷酸三钙不仅具有良好的降解性能及与羟基磷灰石理化性质相近的特点，而且还具有易于在生产过程中形成多孔连接形式的特点[133]。以上特点均表明了其不仅是一种良好的煅烧天然牛骨支架材料组分，而且是一种良好的3D打印等工骨支架材料合成备选材料[133]。但是，如何利用本实验中提出的几何结构特点及生物力学分布特征对人工合成β-磷酸三钙骨支架材料相应技术提出了新的要求。

三、小结

本实验选用了煅烧成年与胎牛松质骨作为研究对象，利用体外实验检测了两者在细胞黏附及早后期成骨因子表达中的刺激能力，同时利用兔下颌骨骨缺损修复动物体内实验检测了它们在成骨前期、中期及后期的成骨、新生血管、材料降解能力；最后利用扫描电子显微镜、micro-CT、力学试验机等检测了两种材料的微观结构及生物力学参数，并结合三维有限元建模分析方法分析了它们的 von Mises 平均应力分析，进而得出以下结论。

1. 关于孔径大小，本实验首次提出理想的骨支架材料可具备如下特点：孔径大小处于 $50\sim400\mu m$、以约 $193\mu m$ 为中位数，$193\mu m$ 以下及以上大小的孔径数量基本相等、服从正态分布，符合公式 3–2。

2. 在孔径形状及孔隙率方面，本实验结果支持多孔支架材料的形状为椭圆形、相互贯通并孔隙率处于 70% 以上。

3. 本实验首次提出理想的骨支架材料其应力应"仿真"分布，在骨小梁及骨板连接处形成应力集中，而在骨板等较厚处形成应力较弱区域。

4. 骨支架材料的吸收过程中主体几何结构的破坏主要发生在 8 周以后；本实验首次提出骨支架材料降解与人体骨退化吸收一致的特点。应力集中点及受载向位移较小处先吸收，而其他部位退化吸收较小。

第 4 章 煅烧牛骨孔隙几何结构对口腔 微生物群落结构初期定植的影响研究

因骨支架材料可利用其多孔性促进细胞生长及利于血管生成，其在骨科、口腔科种植等领域发挥着积极的作用[36]。然而，骨支架材料的感染是临床常见的严重问题[65]，该问题通常通过重新手术或者利用抗生素治疗而解决。但两种治疗方法经常疗效不佳，引发二次骨吸收及二次手术，从而给患者造成了经济损失和身心痛苦。目前，对于骨支架材料与微生物感染之间关系的相关研究甚少，亟待加强。近年来，有学者们在骨支架材料上进行抗菌物质（抗菌多肽或抗生素等）表面修饰研究，以期能够降低其在手术中的感染概率[66]，但人类口腔中的微生物种类繁多，可以达到 1000 多种[67, 68]，广谱类的抗菌物质必然会引起类似不良使用抗生素而引起的不良效应，对微环境中的微生态平衡造成破坏，从而会导致更严重的感染问题[69]。

微生物是感染发生的主要原因。当骨支架材料植入口腔后，不可避免地会受到口腔微生态环境的影响。人体口腔微生态系统的某一个因素发生变化，就会引起微生物群落结构平衡的紊乱，从而会导致口腔感染的发生[134]。龋病和牙周炎是两种口腔中最常见的感染性疾病，发病率均很高[135, 136]。龋病是暴露在口腔中牙体硬组织的感染，而牙周炎是发生于包括牙龈在内，埋藏在牙龈下的牙周支持组织发生的感染疾病。目前对口腔感染性疾病相关研究集中于这两种疾病，这不仅因为这两种疾病拥有着口腔中各种常见的致病菌，还因为这两种疾病可以引起口腔微生物群落结构的变化[78, 137, 138]。因此，先对比研究龋病、牙周病及口腔健康者之间的微生物群落结构特点，才能全面认识口腔微生物，从而能更深入地理解口腔感染的微生物群落结构特点。

在以往的研究中，对口腔微生物的调查多采用培养、特异性聚合酶链式反应（polymerase chain reaction，PCR）等方法，但是，口腔中有多种微生物不能被培养且特异性 PCR 的覆盖度较差，因此以往的认识不够充分[78]。随着人类微生物组研究计划（Human Microbiome Project，HMP）的推进[139]，基于二代高通量测序技术建立起的微生物群落结构研究技术，由于具有识别度高、覆盖度大、检测方便等优点，是目前学者们采用的热点技术[140-142]。但该技术在口腔中的应用还处在起步阶段。在关于龋病的研究报道中，部分学者们认为口腔微生物群落结构的改变是龋病形成的主要原因[78, 142]，而非单一菌种的改变[143]。有部分学者试着通过寻找单一或几种微生物作为龋病的"marker"，如乳酸菌属、颗粒链球菌属、罗氏菌属、放线菌属、普氏菌属及兼性双球菌等菌属[144-146]。但是，以上结果中的"marker"并不在每个报道中都完全相同，也不能很好的解释微生物群落结构的特征[147]。因此，整体认识分析口腔感染性疾病中微生物群落结构的特点，可能治疗骨支架材料感染的重要突破点之一。

本部分实验拟利用高通量测序技术先对口腔健康者与龋病、牙周病的微生物群落结构进行对比研究，总结其规律，再对口腔唾液微生物在胎牛骨、成年牛骨及羟基磷灰石粉剂中的初期定植进行对比研究，分析孔径大小及孔隙率对微生物群落结构的影响，以期能为临床中骨支架材料感染研究提供预防及治疗的实验依据，同时也为开发新的抗菌骨支架材料提供新的思路。

具体实验流程如下。

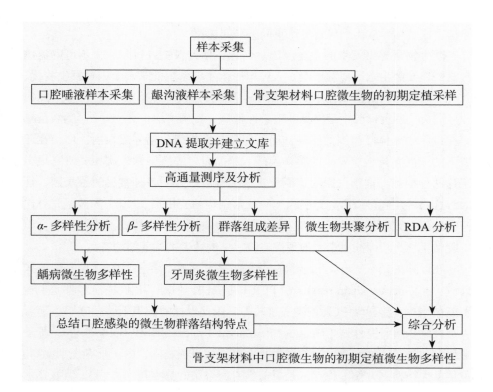

一、材料和方法

（一）主要试剂及仪器

1. Qiagen Stool Mini Kit（Qiagen，Valencia，CA）。

2. TaKaRa polymerase（TaKaRa，日本）。

3. FLUOstar Optima（BMG Labtech，Jena，德国）。

4. Agilent 2100（Agilent，美国）。

5. Illumina MiSeq platform（Illumina，美国）。

6. 454焦磷酸测序仪（Roche，美国）。

7. 滤纸羟基磷灰石 3MM（3cm×8cm，Chromatography Paper 3030–861，Biometra GmbH，德国）。

8. 纳米羟基磷灰石粉末（北京德科岛金科技有限公司，中国）。

9. 成年牛骨（10斤，购买于甘南藏族自治州养殖场）。

10. 新鲜胎牛骨（孕期8个月流产死亡的胎牛3头，购买于甘南藏族自治州养殖场）。

（二）样本采集

1. 口腔唾液样本采集

随机选取成年自愿受试者龋病组（C组）10人，口腔健康组（H组）10人（男女基本平分）。口腔检查由一人完成，包括口腔前庭、牙列、牙周、黏膜及咽喉部位。排除以下受试者：①有系统性疾病；②有免疫紊乱相关疾病；③怀孕和吸烟者。所有受试者在3个月内没有接受过任何形式的抗生素治疗。所有受试者均自愿同意参加这次采样，本实验经过兰州大学伦理委员会的同意。所有受试者在12h内未进行任何形式的口腔护理。采集非刺激性唾液1ml，–80℃冻存备用。

2. 龈沟液样本采集

随机选取31名成人志愿者，包括16位牙周病患者及15名口腔健康者（男女基本平分）。

牙周病的诊断标准：探诊深度≥5mm，临床附着丧失≥3mm，30%的探诊出血[148]。在牙齿的6个位置进行探诊（近中颊侧、颊侧、远中颊侧、近中舌侧、舌侧、远中舌侧）。口腔健康组无临床附着丧失，探诊深度≤3mm。所有志愿者知情同意，本研究得到兰州大学伦理委员会同意批准。

龈沟液采样：选择第一磨牙或者第二磨牙，去除龈上菌斑后吹干牙面，使用灭菌后的滤纸（1.5mm×3mm）轻轻插入牙龈沟中近中、远中及颊侧三个位置，静置10s。取样后放入灭菌后的1.5ml的dorf管中−80℃冻存备用[149]。滤纸上如果沾染血液，则视为无效，重新采样。排除标准与前相同。

3. 骨支架材料口腔微生物的初期定植对比研究采样

随机选取口腔健康成人10名（男女各半）。检查由一人完成，包括口腔前庭、牙列、牙周、黏膜及咽喉部位。龋病的诊断标准按照我国第三次流行病学调查标准执行。排除标准与前相同。所有受试者均自愿同意参加这次采样，本实验经过兰州大学伦理委员会的同意。所有受试者在12h内未进行任何形式的口腔护理。采集非刺激性唾液1ml，将每人采集到的唾液立即充分混匀后均分到3支灭菌后的2ml离心管中，每离心管加入1ml生理盐水，形成唾液−生理盐水混合液(共形成30支)。在每个志愿者均分得到的3支唾液−生理盐水混合液中分别加入等体积大小的成年牛骨骨块一块（记为C组），胎牛骨骨块一块（记为W组），约等于成年牛骨及胎牛骨骨块体积的纳米羟基磷灰石粉末（记为F组）。将各组材料及混合液在37℃培养6h。

（三）高通量测序及分析

所有唾液样本和滤纸用500μl的TE buffer（25mmol/L Tris HCl，10mmol/L EDTA，pH 8.0）溶液首先进行保存及裂解，然后使用Qiagen Stool Mini Kit提取唾液及滤纸上的DNA，操作方法按照其说明书进行[150]。扩增：口腔唾液样本扩增16S rRNA V4区［引物：F/R（5′–AYTGGGYDTAAAGNG-3′/5′–TACNVGGGTAT CTAATCC-3′[151]］；龈沟液样本扩增16S rRNA $V_1 \sim V_3$ 区［8F and 533R（5′–AG AGTTTGATCC TGGCTCAG-3′ and 5′–TTACCGCGGCTGCTGGCAC-3′，respec- ctively）］；骨支架材料口腔微生物的初期定植对比研究采样样本扩增 $V_3 \sim V_4$ 区。扩增体系均为25μl体系，扩增条件为：去离子水9μl，5×PCR buffer 5μl，5×PCR GC high enhancer 5μl，dN-TP（2.5mmol/L）2μl，模板（200ng/μl）2μl，TaKaRa DNA扩增酶（5U/μl）0.25μl，各引物（10μmol/L）1μl。PCR反应条件：98℃预变形5min，27个循环开始，98℃变性30s，50℃退火30s，72℃延伸30s，最后72℃延伸5min。吸取3μl扩增产物在2%琼脂糖胶中电泳检测，样本合格后，口腔唾液样本和骨支架材料口腔微生物的初期定植对比研究采样样本在MiSeq高通量测序平台上进行测序，测序模式：2×250，500cycle，龈沟液样本在454焦

磷酸测序平台测序。利用 QIIME v.1.5.0 软件进行分类操作单元（operational taxonomic unit，OTU）聚类分析，采用 97% 相似度水平[151]；数据采用 220bp 平均抽平方法处理，采用优质序列，在 RDP 数据库（Ribosomal Database Project）[152]，以及人类口腔微生物库 HOMD（HOMD；http://www.homd.org/）比对[143]。

附：基因测序

　　基因是生命延续的基础，基因序列的不同排列、组合、数量等决定着生命体的形状及各种功能，因此，探知并掌握生命体的基因序列组成是生命科学中各科学的研究基础。第一个 DNA 序列是在 1970 年学者利用二维色谱法获得的[258, 259]，随后，随着荧光技术的发展，基因读取或测序的技术变得越来越快，所获得的信息量也越来越大[260]。后期基因测序技术按照其测序方式、速度及读取长度的长短共分为三代测序：隧道式电流测序（一代测序），该测序法只能读取基因单链，长度可达到 800bp，由于其具有较长的读长及采用的是单链测序的方式，因此该测序法是测序的"金标准"，在人类、动植物、微生物全基因组测序、质粒测序或医学检验、诊断等应用中具有举足轻重的地位[261, 262]；高通量测序（二代测序），高通量测序的发展是依靠油包水技术、PCR 技术及各种 DNA 打断法技术发展后建立起来的一种快速、读长较短的测序技术，其利用碱基序列在电场中发出的不同荧光进行拍照识别，由于一次性识别信息量大，因此测序速度较快。该技术的代表仪器有 Illumina 公司的 MiniSeq、NextSeq（75～300bp）、MiSeq（50～600bp）及 HiSeq 2500（50～500bp）等。基于二代测序技术建立的微生物群落结构研究，是目前生态、微生态、医学等各学科中研究感染性疾病、生态问题等的重要研究方法。细菌基因组的 16S rRNA 基因区是细菌进化中形成的保守序列区，是细菌识别、分类及进化研究中的"活化石"[263, 264]，其共有 9 个（V_1～V_9）高变区可供细菌分类学研究[265]。基于二代高通量测序对这些高变区进行识别，便可定性、定量地识别出微生物群落里的细菌，其覆盖度可达到 99.8% 以上[265]。在口腔微生物群落结构的研究中，结合生物信息学的统计分类方法，口腔微生物群中的多样性、丰富度、差异菌属及群落结构的特点，均开展了一定程度的研究，并取得了相应的进展[140-142, 165, 266]。

（四）统计学分析

　　利用溶解曲线来数据测序质量及深度。在 α- 多样性指数中，采用

Shannon、Simpson[153]、Chao 和 ACE 等指数[154]。数据覆盖度用公式 $G=1-n/N$ 计算[155]（n 为每样本中序列数，N 为总样本中序列数）。利用 QIIME 软件进行 β- 多样性 UniFrac 矩阵分析，计算 CAP（Constrained Analysis of Principal Coordinates，CAP）、ANOSIM（Analysis of Similarities，ANOSIM）及 MRPP（Multiple Response Permutation Procedure，MRPP）分析结果[156, 157]。利用 EcoSim 软件计算菌属的共线性（http：//www.uvm.edu/~ngotelli/ EcoSim/ EcoSim.html）[158]，如果 C-score 要比零假设大，则认为样本中的菌属呈离散状态，反之则认为样本中的菌属呈聚集状态。计算 Schoener 指数，并利用 heatmap 图来评估各组样本内菌属的共聚情况。利用主成分分析（principal components analysis，PCA）法分析各组样本微生物群里组成，利用 RDA 分析检测孔径大小、孔隙率等影响因素对微生物群落结构的影响。利用线性判别分析（linear discriminant analysis effect size，LEfSe）[159-161]法分析各组间微生物群里结构组成的差异。

附 1：多样性

多样性是群落结构里所有生物体信息的总和。在微生物群落结构中主要使用碱性磷酸酶羟基磷灰石多样性及 Beta 多样性两种分析方法进行分析。碱性磷酸酶羟基磷灰石多样性（α- 多样性）特指生态系统或一个特定区域内物种的多样性，经常用丰富度来衡量。根据 OTU 数据矩阵中物种丰度情况，计算常用的指数，如 Chao1、goods_coverage、Simpson、Shannon 等。其中 Chao1 代表微生物群落结构内微生物的丰富度，其计算公式如下，即

$$SChao1=Sobs+n1（n1-1）/2（n2+1） \qquad （公式 4-1）$$

其中 SChao1 为估计的 OTU 数，n1 为只有一天序列的 OTU 数目，Sobs 为观测到的 OTU 数，n2 为只有两天序列的 OTU 数目。

goods_coverage 代表微生物群落结构研究时所采用的识别方法的识别深度，即识别覆盖度。其数值越高，代表识别度越好，越能代表相关微生物群落结构数据的代表性越强。其公式如下，即

$$C=1-n1/N \qquad （公式 4-2）$$

其中 N 为抽样中出现的总序列的数目，n1 为只有含一条序列 OTU 的数目。

Shannon 及 Simpson 也是生物多样性指数，两者呈现反变关系，Shannon 越大代表群落多样性越高。在研究中，该两者所代表的含义经常与群落内物

种的平均度有一定联系，该多样性越高，代表有一定的平均性。Shannon 指数计算公式如下，即

$$H = -\sum (Pi)(\ln Pi) \qquad （公式 4-3）$$

其中 Pi 是样品中属于某种（i）种个体的比例，例如样品总个体数为 N，第 i 种个体数为 ni，则 Pi=ni/N 各种之间，个体分配越均匀（因此 Shannon 能代表一定的均匀性），H 值就越大。如果每一个体都属于不同的种，多样性指数就最大；如果每一个体都属于同一种，则其多样性指数就最小。所以 Shannon 值越大，说明群落多样性越高。Beta 多样性（β- 多样性）是指不同微生态系统之间的整体多样性的比较，该比较利用微生物群落结构研究中生物识别形成的物种进化距离数据进行分析，反映每个物种在进化树中是否有群落结构层面上的差异。在微生物群落结构研究中，其能反应研究对象及对比对象整体的群落结构情况，β- 多样性差异越大，代表两组间的微生物群落结构整体差异较大[78]。β- 多样性常用的分析方法有主成分分析法、NMDS 分析法、MDS 分析法等。

附 2：物种丰度及群落结构丰度差异分析

微生物群落结构中的物种丰度分析，是根据 OTU 数目而分析每一种微生物在每一个样本中的含量。其可以分析每一个进化层次中物种的含量（门、纲、目、科、属、种）。微生物的丰度分析可以全面解析微生物的数量与研究目标之间的关系，如疾病、状态等。由于微生物群落内的微生物之间存在着一定的联系，所以只有当微生物聚集到一定数量时，它才会起到致病的作用，因此其在每个样本中或者研究组别内所占有的含量就成为一个重要的参考数据，而依据 T 检验进行的组间比较，则成为识别疾病可疑性及状态可能性的菌种或者菌属。在口腔感染性疾病的研究中，基于物种丰度的差异菌属研究，则是寻找感染性疾病微生物 "marker" 的常规方法之一[207, 267]。

附 3：共现性分析

共现性分析（co-occurrence）的方法是用一个网络图来表示研究对象内部之间潜在的一种关系。在共现性分析中，会对研究对象的网络采用一个标准，随着这个标准的定制，其网络内成员之间出现的频率及关系就会随之显现。Diamond（1975 年）提出，组成生态群体内的个体物种 "出现"（或体现出形态）首先是由于个体之间的竞争或协同而出现的。当比较不同群体时，这种 "出现" 频率即会显现[268]。他同时提出，该现象包含两种规则：①约有 2S − 1 的

物种组合能够形成一组物种之间的关系组合，但有一些在自然界中发现的物种组合在实际中是不存在的，因为它们之间不存在关联性，因此它们属于"被禁止组合"；②某些特定的物种可能永远不会和别的个体体现共现性，而这个特性则会防止其在后期分析中出现。Connor 和 Simberloff 对该模型进行了挑战，他们给生态学提出了一种零模型[269]，从而引发了关于该现象研究的争论，一直到现在[269-271]。

共现性分析的数据是采用"EcoSimR"模型[272, 273]进行了分析，并由一个二进制的"presence-absence"数据矩阵组成。在该矩阵中的行代表每一个物种，而列代表物种内的样本。1 或 0 代表存在与否，没有负数。sim10 可以提供一个额外的行和（或）列向量权重，从而反映出不同物种的相对发生概率（行权）和（或）物种的不同地点发生的相对适应性权重（列）。共现性指数用 C-score 表示，其计算公式如下，即

$$CAB = (R_A\text{-}SS)(R_B\text{-}SS) \quad CAB = (R_A\text{-}SS)(R_B\text{-}SS)^{[158, 274]} \qquad （公式 4-4）$$

其中 R_A 代表物种 A 的行，R_B 代表物种 B 的行，SS 是 A 和 B 的计数。

因此，C-score 是从 0 到 1 内的数值。该值越大表明共现性越低，而物种较为分散、隔离。该分析方法自建立以来，在社会学、医学、生态等研究中，得到了广泛应用[275, 276]。同样地，该方法在微生物及微生物群落结构中也得到了广泛应用[277-279]，学者们利用该方法揭示了相关微生物群落结构中微生物之间的相互关系，并阐述了这种相互关系与目标对象特征之间的关系。因此，利用该方法对口腔微生物群落结构进行研究，有利于认识微生物群落结构的群体感应，加深对口腔微生物群落结构整体特点的认识，并有利于发现口腔微生物导致感染性疾病发生的特点，从而给临床预防口腔感染提供一定的可能性。

Schoener 指数是共现性指数的另一种分析方法。该指数利用样本中物种含量的相对丰度进行数据加权，后得到相应加权后数据矩阵，从矩阵中分析 A 与 B 物种共同存在的可能性，其最高值为 1、最低值为 0，该值 >0.6 时，被认为两个物种间的共现性较高[280]。由于该指数参考物种丰度进行分析，因此其大量被使用在生态位竞争或营养重叠分析中[281-283]。分析骨支架材料中微生物群落结构里的 Schoener 指数，有利于分析其中微生物的相互作用特点，并能筛选出较高作用水平的菌属，为临床防治中使用相应药物进行阻断提供参考。

二、结果与讨论

（一）龋病与口腔健康者口腔微生物群落结构

1. 测序一般情况与微生物群落结构多样性比较

以 97% 的相似度划分，共得到了 5113 个 OTU。所有的序列总共分为 60 个纲、95 个目、157 个科和 303 个属。本次龋病和健康人口腔唾液微生物群落结构的四种 α- 多样性结果体现出明显的区别（图 4-1）。口腔健康组拥有较大的 ACE 指数（7585.99 vs. 4219.25）、Chao1（8327.35 vs. 4260.45）和 Shannon 指数（23.46 vs. 23.40）（图 4-1A 至 C），表明口腔健康者唾液中拥有更多的微生物丰富度；然而，龋病组的 Simpson 指数大于口腔健康组（图 4-1D），表明随着龋病的发生，口腔微生物群落结构的均一度会提高[162, 163]。该实验结果与此前文献报道中的部分文献结果相似：一篇利用 HOMIM 分析方法分析成人唾液微生物群落结构的研究[164] 及一篇利用焦磷酸测序研究儿童口腔唾液微生物[138] 的研究表明，龋病或许可以导致口腔微生物群落结构的多样性降低，但是会增加其均一性。龋病的感染，更有利于产酸及耐酸菌的生长[138]，这可能是引起龋病唾液微生物群落结构均一度增加的原因。然而，在 Yang 等通过焦磷酸测序研究成人口腔唾液的研究中，龋病和健康者的微生物多样性表现相似[78]，因此，不同的研究方法、不同的采样人群以及不同的分析方法可以导致唾液微生物群落结构多样性的不同，这需要将来进一步进行大样本量研究。

当本实验利用 CAP 分析比较两组的微生物群落结构的 β- 多样性时发现，它们具有明显的区别（图 4-2），这一结果与以往的研究报道相一致[78, 147]，因此本研究推测这种结构性的不同可能是龋病这种特殊口腔感染形式发生的主要原因。

2. 龋病与口腔健康者唾液微生物群落结构的组成及差异

根据所测得的 OTU 的含量，本实验首先对龋病及口腔健康者两组的微生物群落结构组成进行了柱状图分析（图 4-3）。结果显示，所有的 OTU 归属于 27 个优势菌门（平均值>0.5%；占总数>95%），如变形菌门（相对含量为 12.1%～53.7%），厚壁菌门（19.0%～51.1%）、放线菌门（6.9%～23.5%）、拟杆菌门（0.8%～19.9%），梭杆菌门（0.03%～16.9%）、螺旋菌门（0.2%～8.1%），*TM7*（0.06%～2.9%）和蓝细菌门（0.02%～2.4%）。而两组间优势菌门的种类与以往研究相一致[165-167]，这表明即使口腔唾液中优势

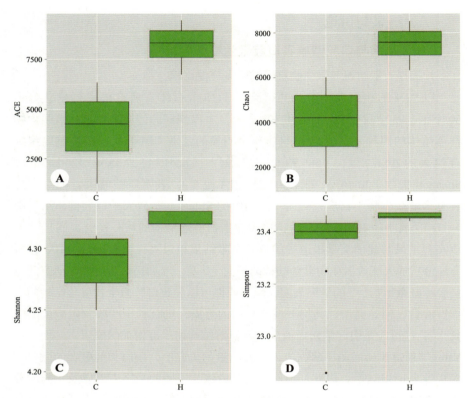

▲ 图 4-1　龋病和健康人口腔唾液微生物群落结构的四种 α- 多样性箱线图

图中四张小图各代表不同的 α- 多样性，其代表的意义分别列于小图的左侧。横坐标 C 代表龋病组，H 代表口腔健康组；纵坐标代表指数大小

菌门的含量不尽相同，但是它们的种类是基本恒定的[78]，而这为以后的口腔微生物群落结构研究提示了一种可控的特点。以下几种菌属在龋病及口腔健康者唾液中含量较高，为该实验中的优势菌属：奈瑟菌属（9.2%～17.6%），链球菌属（16.5%～13.8%）、放线杆菌属（9.7%～9.2%）、噬二氧化碳菌属（2.7%～5.2%）、纤毛菌属（7.1%～5.2%）、罗氏菌属（2.3%～3.6%）、卟啉单胞菌属（2.3%～1.6%）。而这些菌与以往的龋病及唾液中的微生物优势菌属报道大部分是一致的[78]。但纤毛菌属与罗氏菌属两种优势菌属未见报道，这可能是由于本次研究的样本来源人群与以往研究的不同导致的。这表明，随着采样人群的不同，口腔内的优势菌属可能会由于宿主及宿主不同饮食习惯的不同而体现出差异[168]。

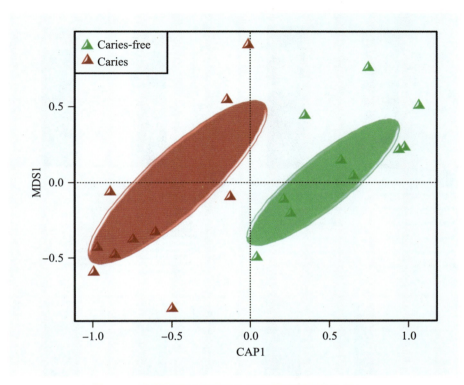

▲ 图 4-2　龋病及口腔健康微生物群落结构差异分析

图中红色为龋病组，绿色为口腔健康组；ANOSIM 及 MRPP 值表明两者具有明显的微生物群落结构差异（ANOSIM：R=0.145，MRPP：A=0.033，$P<0.05$）

　　本实验进一步对两组微生物群落结构组成中的组成成分差异进行了 LEfSe 差异分析（图 4-4）。结果显示，龋病和口腔健康者唾液的微生物群落结构组成之间从菌门到菌属均有差异。厚壁菌门，韦荣球菌属和双歧杆菌属在龋病组较高（$P<0.05$）。令人惊奇的是，与 Yang 等[78]的结果一致，传统认为的致龋菌——链球菌属或乳酸菌属并没有出现在差异菌属里。韦荣球菌属是一种革兰阴性细菌，通常存在于动物或者人类的口腔中[169]，可以促进致龋菌链球菌属各亚种的生长[170]。我们的结果强调了韦荣球菌属是一种潜在致龋菌的认识[171, 172]；双歧杆菌属是一种革兰阳性菌属，有些亚种被当作是益生菌[173]。然而在以往的研究中，该菌属在龋病的不同阶段或者状态中都有检测到[168, 174-176]。结合微生物群落结构多样性分析，这些结果表明微生物群落结构的整体变化可能是导致龋病发生的主因，而不仅仅是某几种菌属含量的变化。

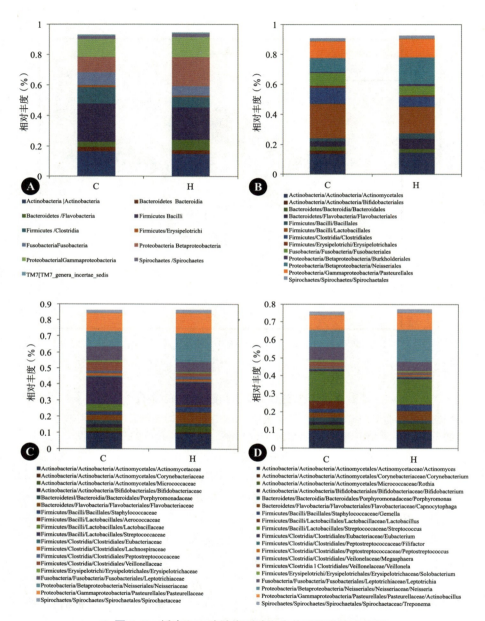

▲ 图 4-3 龋病和口腔健康唾液微生物群落结构丰度图

横坐标表示龋病组 C 和口腔健康组 H，纵坐标以相对丰度表示含量；不同的颜色代表不同的分类单元。A. 纲；B. 目；C. 科；D. 属

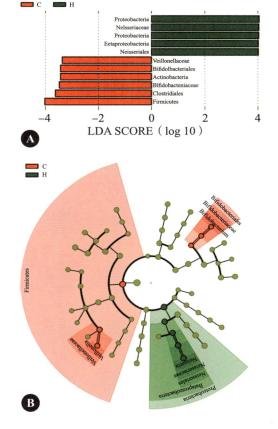

◀ 图 4-4　龋病和口腔健康者微生物群落结构菌属差异 LEfSe 分析图

图中红色代表龋病组（C），绿色代表口腔健康组（H）。饼状图中不同的环代表不同的细菌进化层次，最内层代表门，向外依次为纲、目、科、属、种。A.LDA 组成差异分析；B. 饼状图

3. 龋病和口腔健康者唾液微生物共现性分析

为了更进一步探索微生物群落结构的整体特点，本实验对两组微生物群落结构进行了 Schoener 指数分析（图 4-5）并进行比较（图 4-6）。两组的 Cxy 和零假设有明显不同（口腔健康者：C=1.367，expect C=1.332，$P < 0.005$；龋病：observed C=1.403，expect C=1.381；$P < 0.05$），这表明两组口腔微生物群落结构在属水平表现出竞争或者抑制的特点。变形菌门，厚壁菌门和放线菌门三个菌门的所属菌属表现出较高的共现性（图 4-5A），且龋病微生物群落中有更多的群落表现出共现性（图 4-5B）。而龋病组比口腔健康组表现出更高的共线性（图 4-6）。这表明龋病患者口腔唾液中的微生物比口腔健康者更具变化性[78, 174]，同时其中应该存在某种机制（竞争或抑制）。

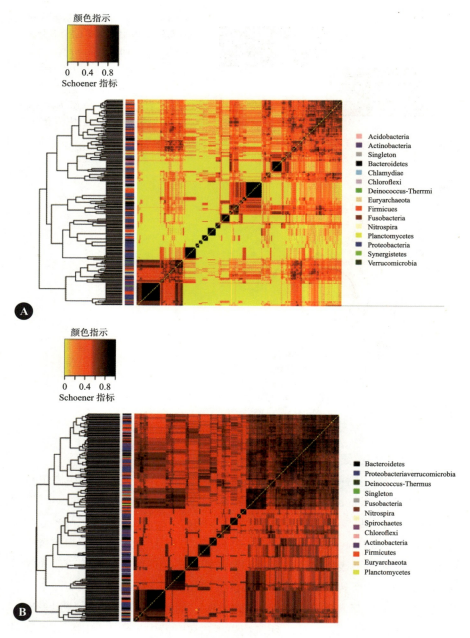

▲ 图 4-5　属水平共现性 heatmap 图

图中颜色越深，代表 Schoener 指数越大，左侧展示的不同颜色代表不同菌属。
Schoener 指数代表共现性，根据菌属两两计算，形成该两组的生物树图

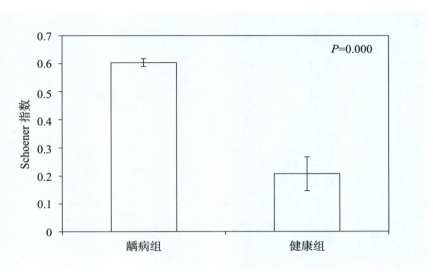

▲ 图 4-6　龋病组及健康组 Schoener 指数比较

　　为了更好地探索微生物群落结构的这种特点，本研究对这两组微生物群落结构进行了 PCoA 分析（图 4-7）。通过对 PCoA 图中共现性较高的菌属进行识别发现，龋病组中致病菌的聚集情况比较明显，例如放线杆菌属（C4）、微球菌属（C74）和不动杆菌属（C34），以及本研究中的差异菌属，即具有潜在致病可能的菌属：双歧杆菌属（C13）、韦荣球菌属（C8）、和月形单胞菌属（C19）。在龋病组当中，致病菌的共现性均比较高（＞0.75），然而，健康组的菌属分布较为分散及均衡（图 4-7A）。例如，图 4-7A 中的阴影部分包含了益生菌 [*Parascardovia*（H90）和 *Weissella*（H20）]、潜在致病菌 [*Herbaspirillum*（H51）and *Micrococcus*（H64）] 及一些功能未知的细菌 [*Thermus*（H25）and *Caulobacter*（H47）]。人们对菌属或菌种的共现性已有研究，但过去关注的都是少数几个菌或者两三个菌的共现[172, 175, 177]。本研究利用 Schoener 指数及 PCoA 分析推断得出，龋病微生物呈现出一种"协同"特点，而口腔健康者中的细菌则表现出一种"竞争"的特点。相互"竞争"可能是健康口腔中的微生物的特性，而这种局势一旦被打破，则可能导致一些感染性疾病的发生，例如龋病的发生发展[178]。

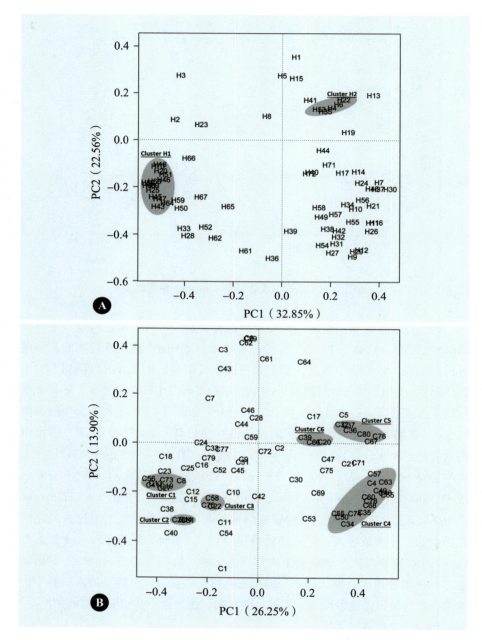

▲ 图 4-7　龋病及口腔健康组微生物群落结构 PCoA 分析

图中阴影部分为菌属比较聚集的区域，图中小点为各个菌属。A. 健康组（H 组）；B. 龋病组（C 组）

（二）牙周炎与口腔健康者微生物群落结构对比分析

1. 一般测序情况与微生物群落结构多样性比较

以 97% 的相似度划分，共得到了 2322 个 OTU。所有序列分属于 13 个门，22 个纲，38 个目，79 个科，154 个属以及 510 个种。牙周炎及口腔健康者龈沟液中 α- 多样性及 β- 多样性没有表现出明显区别（图略），而这一点在以往的研究中也不尽相同[140-142]。这可能是由于不同的采样人群或测序方法可能导致不同的多样性结果。

2. 牙周炎及口腔健康者龈沟液中的优势菌群组成及差异分析

与前述分析方法一致，本实验根据 OTU 的含量对门水平及属水平的微生物组成进行了柱状图分析（图 4-8）。结果显示，含量≥5% 的优势菌门对比以往研究发现[140, 141, 179]，与前述口腔唾液中的优势菌门一致，口腔龈沟液中的主要优势菌门在种类上也是一致的。这说明口腔中的优势菌门主要是该几种大类，虽然在含量上不尽相同，但其种类基本是一致的。在属水平，优势均属为链球菌属（9.6%～12.8%）、普氏菌属（9%～10.2%）、卟啉单胞菌属（6.6%～8.8%）、纤毛菌属（5.3%～6.6%）、放线菌属（6.5%～12.6%）、梭菌属（5.9%～6.3%）、奈瑟菌属（4.1%～5.3%），这与以往的研究也是基本一致的[140, 141, 179]。但与前述龋病及唾液的主要优势菌属相比，表现出明显的牙周环境特点。卟啉单胞菌属及放线菌属均是牙周炎的可疑致病菌，通常定居在牙周组织中[180, 181]，这可能与它们的生长环境不同有关。口腔唾液处在固有口腔中，部分暴露在空气中，常与外界接触，属于半厌氧环境。而龈沟液位于牙龈与牙齿之间的缝隙内，由牙龈等牙周组织分泌，不暴露在空气中，属于厌氧环境。因此，微生物在这两种不同部位的定植必然受到不同生长环境的影响，从而表现出部分不同的优势菌属。

本实验进一步对两组间的差异进行了 LEfSe 差异分析，结果发现在细菌进化的各个分层（图 4-9），总共有两个小含量门，6 个纲，8 个科，14 个属及 43 个种在两组间的含量有差异（$P < 0.05$）。在这些差异菌属中，仅有较少的一部分和以往的差异菌属相同[140-142, 179]，说明目前对牙周炎潜在致病菌的研究尚不明确，各研究之间的差异菌属均不尽相同，说明居住环境及日常饮食的巨大差异能够显著影响到微生物群落结构[182, 183]。本实验接着分析了差异菌属在各个菌属之间的联系，利用测序数据矩阵模拟显示（图 4-10），它们处于联系网的最边缘，而中心位置由一些非"角色"菌属所占据，表明微生物群落结构在口腔感染中的作用，要大于这些差异菌属。

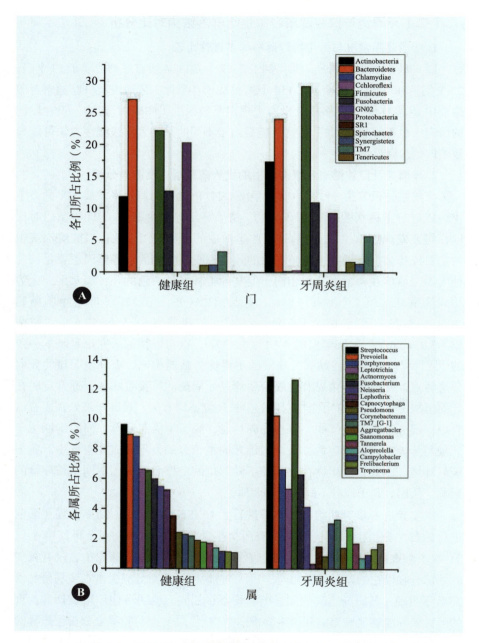

▲ 图 4-8　牙周炎组与健康组菌属丰度含量分析（门与属水平）

不同的颜色代表不同的菌门或菌属。A. 门水平分析；B. 属水平分析

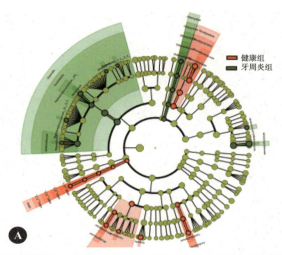

健康组
牙周炎组

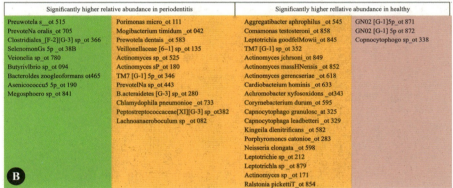

Significantly higher relative abundance in periodentitis		Significantly higher rellative abundance in healthy	
Preuwotela s__ot 515	Porimonas micro_ot 111	Aggregatibacter aphrophilus _ot 545	GN02 [G-1]5p_ot 871
PrevoteNa oralis_ot 705	Mogibacterium timidum _ot 042	Comamonas testosteroni _ot 858	GN02 [G-1] 5p_ot 872
Clostridiales _[F-2][G-3] sp_ot 366	Prewotela dentais _ot 583	Leptotrichia goodfelMowii _ot 845	Copnocytophogo sp_ot 338
SelenomonGs 5p _ot 38B	Veillonellaceae [6–1] sp_ot 135	TM7 [G-1] sp_ot 352	
Veionelia sp_ot 780	Actinomyces sp_ot 525	Actinomyces jchrsoni_ot 849	
Butyrivlbrio sp _ot 094	Actinomyces sP_ot 180	Actinomyces massHNensis _ot 852	
Bacteroldes zoogleoformans ot465	TM7 [G-1] 5p_ot 346	Actinomyces gerencseriae _ot 618	
Asenicococcu5 5p _ot 190	PrevotelNa sp _ot 443	Cardiobacterium hominis _ot 633	
Megosphoero _sp_ot 841	B.acteraidetes [G-3] sp _ot 280	Achromobacter xyfosoxidons _ot343	
	Chlamydophila pneumonioe _ot 733	Corynebacterium durum _ot 595	
	Peptostreptococcaceae[XI][G-3] sp_ot382	Capnocytophago granulosc _at 325	
	Lachnoanaeroboculum sp _ot 082	Capnocytophaga leadbetteri _ot 329	
		Kingeila dienitrificans _ot 582	
		Porphyromoncs catonioe _ot 283	
		Neisseria elongata _ot 598	
		Leptotrichie sp _ot 212	
		Leptotrichla sp _ot 879	
		Actinomyces sp _ot 171	
		Ralstonia pickettiT _ot 854	

▲ 图 4–9　龈沟液微生物群落结构差异

A. 龈沟液微生物群落结构差异，红色为健康组，绿色为牙周炎组；B. 两组间差异明显的菌种。黄色表示在以往研究中同时出现的差异微生物

3. 龈沟液微生物 Schoener 指数检测

类似龋病唾液微生物群落结构中的研究，为了挖掘牙周炎微生物群落结构的整体特点，本实验对龈沟液中的微生物群落结构进行了 Schoener 指数检测，发现微生物群落结构在龈沟液中也存在共聚现象（图 4–11），即两组微生物中存在竞争或者抑制可能。在牙周炎组中的共聚现象要较口腔健康组中的明显（$P < 0.01$）（图 4–12），这与前述的结果[184]相似，表明在龋病和牙周病这两种常见的口腔感染性疾病中，微生物群落结构的共聚现象和感染相关，Schoener 指数越高，表明微生物潜在的致病风险越大。

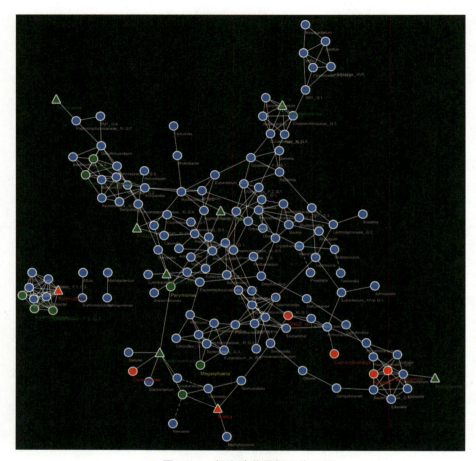

▲ 图 4-10　龈沟液菌属相互作用图

图中各点表示各个菌属，红色表示与健康相关菌属，绿色表示在牙周组含量高出菌属，蓝色表示含量没有差异菌属

（三）三种材料中微生物的初期定植对比研究

1. 一般测序情况及微生物群落结构多样性比较

本次测序共得到 508 个 OTU，平均覆盖度达到 99.5% 以上。其中，OTU数目要较前述实验中少，这可能是由于本实验是研究微生物在三种不同材料中的初期定植的原因。该实验中观察时间为 6h，相对于前两个实验所采的样本，其成熟时间有差异，因此所检测到的微生物数目也较少。随着观察时间的增加，所观测到的微生物数目可能会增多。

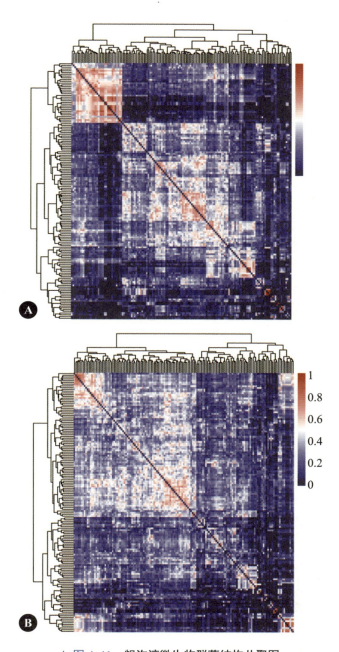

▲ 图 4-11　龈沟液微生物群落结构共聚图

图中红色为高 Schoener 指数，蓝色为低 Schoener 指数。

A. 口腔健康组；B. 牙周炎组

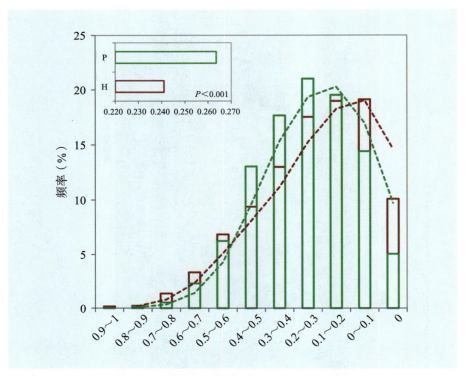

▲ 图 4-12　牙周组与健康组 Schoener 指数比较
图中红色为健康组（H），绿色为牙周炎组（P）

　　通过比较三种材料中唾液微生物的初期定植微生物多样性发现，其 α- 多样性未表现出明显的差异，但通过 MDS 分析其 β- 多样性发现，C、W 及 F 各组均表现出差异（图 4-13），而 F 组与前两组表现出明显的差异。这可能与三种材料的结构不同有关，C 和 W 的差异较 F 与前两组的差异小，这可能是因为 C 和 W 都是多孔结构，而 F 则是粉剂。由于材料所提供的表面张力、黏附力等不同，粉末状的结构所定植的微生物与骨支架材料所定植的微生物，在微生物群落结构上也体现出明显的不同。羟基磷灰石粉在临床中使用时，容易引发坏死及感染[64]，可能就是由于细菌潜入种植部位后，所形成的微生物群落结构不同导致的。另外，α- 多样性在各组见未表现出明显差异，说明在各种材料中，初期定植的细菌的丰富未见明显的差异，即三种结构对细菌数量未体现出明确的选择性。因此我们推测，无论是粉状的骨支架材料还是块状的骨支架材料，一旦在口腔临床中形成感染定植条件，初期定植的细菌

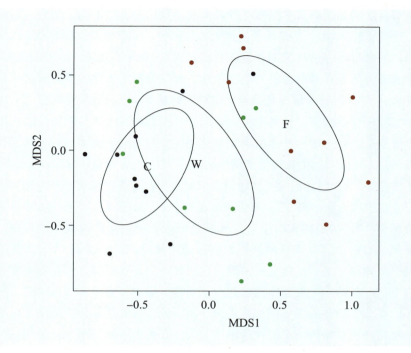

▲ **图 4-13　两种煅烧骨块及羟基磷灰石粉末中微生物的初期定植 MDS 分析**

C、W、F 分别为成年牛骨组、胎牛骨组、羟基磷灰石粉末组，图中不同颜色代表不同组的各个样本

数量可能是相似的。而以上特点对骨支架材料进入口腔临床后的诊断及治疗有一定的启示。

2. 三组材料微生物初期定植的主要优势菌群分析及差异菌群分析

　　结合前述实验结果可以看出，三种材料中初期定植的主要菌门和口腔唾液及口腔龈沟液中的主要优势菌门在种类上是一致的（图 4-14A）。虽然各个菌门的含量略有不同，但种类一致的这种组成特点，在骨支架材料感染的临床预防中应该得到重视。

　　同时，本实验对三种材料中初期定植的优势菌属也进行了分析（图 4-14B），结果发现，链球菌属（22.8%～27.2%）、普氏菌属（12.6%～13.5%）、奈瑟菌属（8.2%～12.7%）、嗜血杆菌属（6.5%～10.1%）、*Alloprevotella*（6.2%～6.7%）、芽孢杆菌（3.1%～5%）和韦荣球菌属（3.4%～4.2%）为最主要的几种优势菌属。链球菌属是一类革兰阳性菌属，是人或者动物口腔及鼻咽部常居的菌属。其中很多亚种是人类的致病菌，如咽炎、龋病、心内膜炎、呼吸道感染等[185]；普氏菌属属于革兰阴性，可以导致人类呼吸道厌氧菌感染，同时也可以造成牙周脓肿或牙周炎[186]；奈瑟菌属属于革兰阴性菌属，其中有部分为人体常驻菌群，功能未知，而部分则是人体的致病菌，可以引起脑膜炎[187]，同时该菌属是菌群定植时生物膜早期形成的关键所在[70]，而其在本实验中含量较高，这可能提示了其是骨支架材料表面生物膜中的初期定植主要细菌之一；嗜血杆菌属属于革兰阴性，常居住于人体口腔、肠道、阴道等部位，可以引起败血症及细菌性脑膜炎[188]；有报道显示 Alloprevotella 分离于口腔中[189]，但其相关的功能研究未见报道；芽孢杆菌属于革兰阳性，可以引起炭疽和食物中毒[190]；韦荣球菌属属于革兰阴性菌属，是口腔中常驻的正常菌群[170]。与前述实验中口腔唾液及龈沟液中的优势菌属比较发现，链球菌属，普氏菌属及奈瑟菌属等以往报道中常见的优势菌属[140]，依然是三种材料中初期定植的优势菌属，但是它们如何与其他菌属互相作用或者如何在微生物群落结构中发挥作用目前尚不明确，需要将来进行深入研究。除此之外，本节实验还发现了嗜血杆菌属、Alloprevotella 及芽孢杆菌属等三种不常出现在唾液及龈沟液中的优势菌属，而该三种菌属除了嗜血杆菌属的致病性比较明确外，其余两种的致病性目前还尚不明确，这表明骨支架材料的微生物初期定植可能有特征性优势菌属，但包括它们的功能在内，仍需进一步研究。

同时，实验结果也表明这些优势菌属具有另一个特点：三种植入材料中的优势菌属大部分为革兰阴性菌属。其临床意义在于用药敏感性的不同：多数革兰阳性菌都对青霉素药物敏感，但革兰阴性菌则对青霉素不敏感，而对链霉素、氯霉素等敏感。值得注意的是虽然本次实验并未完全模拟植入人体深层组织后的实验，是将材料放入唾液中观察了其初期定植，但口腔唾液中的微生物是整个口腔中微生物的集合体，包含了口腔中多个位点的微生物，并与口腔其他部分的微生物有交换[164, 191-193]。因此，本实验研究三种材料中口腔唾液微生物的初期定植，对其临床感染研究有一定的指导意义。

本实验进一步对三种材料中的初期定植微生物进行了 LEfSe 差异分析（图4-15），发现三组间的微生物差异菌属种类较少，但嗜血杆菌属及微杆菌属在三组间均有统计学差异（$P<0.05$）且嗜血杆菌属在 F 组中含量较高，C 组中含量次之，而微杆菌属则在 W 组中含量较高，F 组中含量次之。上面已经提到，嗜血杆菌属是一种致病菌[194]，而微杆菌属的致病性研究目前缺乏报道。

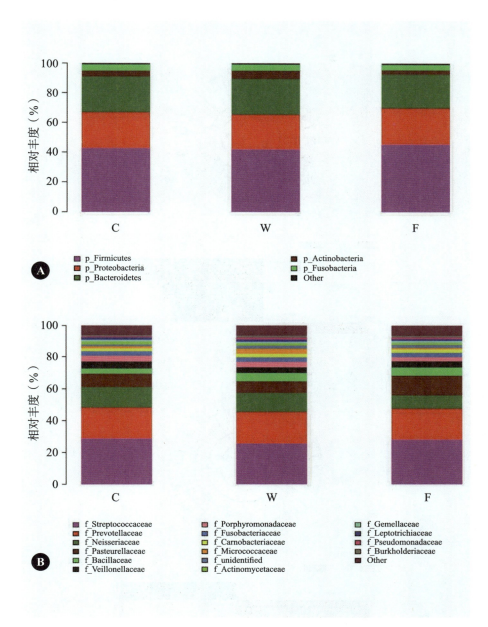

▲ 图 4-14　三组微生物群落结构中优势菌门及菌属分析

图中不同颜色代表不同组的各个菌属，C、W、F 分别为成年牛骨组、胎牛骨组、羟基磷灰石粉末组，纵坐标为相对丰度（%）。A. 优势菌门柱状图，图中不同颜色代表不同组的各个菌门；B. 优势菌属柱状图

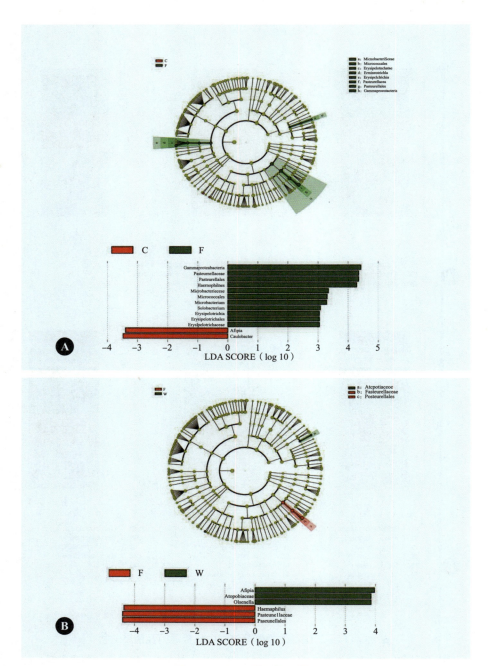

▲ 图 4-15 各组间菌属差异分析

A. CvsF 组差异；B. WvsF 组差异

三种材料中的初期定植微生物差异种类较少且功能不明确，结合前述实验中唾液及龈沟液中，龋病及牙周炎两种口腔常见感染性疾病的特征，并结合前述实验中三种材料中明显分离的微生物群落结构，说明三种材料中微生物的初期定植主要区别在其整体群落结构的不同，而差异菌属可能会随着采样人群的不同及测试方法的不同而变化。因此关注临床中骨支架材料感染的微生物定植，其整体的微生物群落结构特点及受到材料本身及外界因素的影响，是研究的重点之一。寻找微生物感染多孔植入材料的"marker"，则需要后期进行大量的实验去挖掘。

3. 三组材料微生物初期定植的 Schoener 指数检测

前述实验中的龋病与牙周炎微生物群落结构 Schoener 指数分析表明，微生物群落结构中的共聚或共现性是口腔微生物群落结构的整体特点之一，且可能是引起龋病或者牙周炎这两种感染性疾病的原因之一。为此，本实验对三组材料中的初期定植微生物也进行了 Schoener 指数检测，发现 C 和 W 的微生物共现性要较 F 组明显，且 C 组的微生物共现性略高于 W 组（图 4-16 和图 4-17）。这可能暗示着微生物群落结构的共现性与材料的孔径大小有一定的联系，孔径越大，越有利于细菌菌斑的进入，故而成年牛骨中进入的细菌较胎牛组更利于发生共聚的现象，而粉剂相对比较密，颗粒之间的孔隙较小，所以不利于多种细菌进入。这可能暗示了：虽然骨支架材料的远期成骨效果较粉末状成骨材料的好，但其多孔的结构同时也为细菌在材料中的共聚提供了一定便利，因此在使用时应注意预防感染，同时在后续骨支架材料的研发中应多开展抗菌表面修饰研究。

进一步地，本实验对在两种骨支架材料中 Cxy 值最高的菌属进行了整理，发现在三组中，*Ralstonia*、芽孢杆菌、乳酸乳球菌、不动杆菌、假单胞菌五个菌属两两之间的 Cxy 值均是各组中最高的菌属；另外，在成年牛骨中还有 *Afipia* 及葡萄球菌属，在羟基磷灰石粉组中还有肠球菌属及苍白杆菌属，这些菌属与以上五种菌属分别在两组中呈现出两两之间较高的共现性。

当 Cxy＞60% 时，被认为是两个研究对象之间的共现性较高[195]，而以上几种菌属的 Cxy 值在成年牛骨、胎牛骨及羟基磷灰石粉中分别达到了 85%、94% 及 96% 以上。其中，芽孢杆菌与乳酸乳球菌的 Cxy 值在三组中均很高，分别为 97%、95%、96%（表 4-1 至表 4-3）；该五种菌属在三组中均表现出明显的高共现性（表 4-4），这可能和本次实验所使用的唾液分

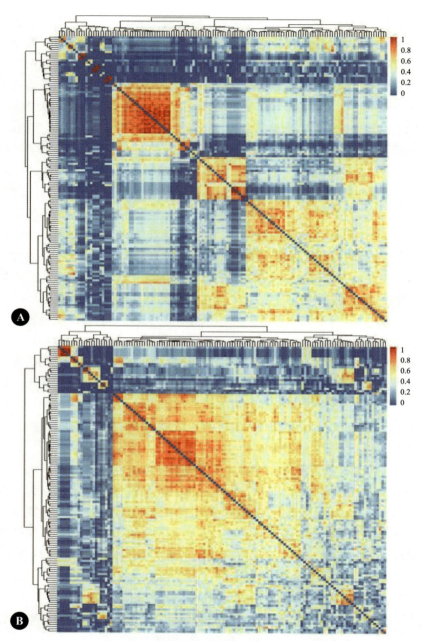

▲ 图 4-16　三组微生物群落结构初期定植共聚图

图中红色代表共现性较高，蓝色代表共线性较低。A. 羟基磷灰石粉末组；B. 胎牛骨组

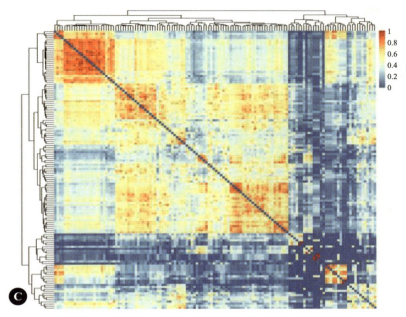

▲ 图 4–16（续）　三组微生物群落结构初期定植共聚图

图中红色代表共现性较高，蓝色代表共线性较低。C. 成年牛骨组。如图所示，成年牛骨组和胎牛骨组的微生物共现性要较羟基磷灰石粉末组明显，且胎牛骨组的微生物共现性略高于成年牛骨组

别对应着同一个人的唾液有关，但该结果也暗示着孔径大小及孔隙率等结构表征参数未能对这些核心高共现性菌属造成影响。已报道的研究显示，*Ralstonia* 过去被归在假单胞菌属中，常见于植物致病菌中[196]，与人体疾病之间的关系未见报道，部分菌种可生产 3– 羟基丁酸[197]；芽孢杆菌则是人体典型致病菌，其可以在缺氧、缺氮等不利生长环境中释放多种代谢物，例如聚羟基烷酸（polyhydroxyalkanoates，Phas），以支持所缺的碳源[181] 或能量。同时，该菌属还是本实验中的优势菌属之一；乳酸乳球菌也是口腔中常见的致病菌之一，它们可将葡萄糖转化为乳酸，而乳酸是龋病的主要原因之一[198]，它们可利用乳酸调节其周围环境的 pH，从而与周围菌属产生相互作用[199]；不动杆菌是院内感染的致病菌之一，与芽孢杆菌属一样，其也能在缺氧、缺氮等不利于细菌生长的情况下生产出聚羟基烷酸，给自身以碳源支持[200]；聚羟基烷酸是细菌产生的细菌碳源储存物，是细菌生存的必备营养物之一，能生产聚羟基烷酸的细菌有 150 种之多[201]；假单胞菌属是人体的条件

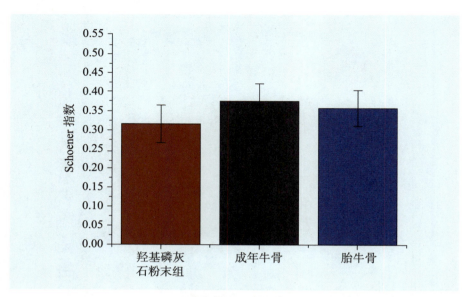

▲ 图 4-17　三组材料中微生物群落结构 Schoener 指数比较

各组间比较，P 均小于 0.05

致病菌且耐药性较高[202]，可以在低温中生长且在水、土壤、空气中均有存在[203]，值得注意的是，酸在假单胞菌属的某些菌种的生长中也有非常重要的刺激作用[204-206]。综上所述，这些菌属在已报道的特性中均暗示着不同的有机酸及 pH 与它们生长的关系，而我们在龋病的另一个研究中发现 pH 值对龋病及健康口腔中的微生物群落结构有着明显的影响（图 4-18）[207]。因此，如龋病、牙体硬组织的感染一样，在后续的研究中，有必要对 pH 在骨支架材料微生物初期定植中的作用进行研究，以揭示其在骨支架材料感染中可能的重要调节作用。与此同时，*Afipia*（功能未知）不仅是成年牛骨中共现性较高的菌属，而且在胎牛骨、成年牛骨中的含量均高于羟基磷灰石粉组（差异菌属，图 4-15）。因此，骨支架材料的初期定植微生物中可能存在着一些与材料结构属性及感染相关的菌属，需要进一步实验进行挖掘。

4. 孔径大小和孔隙率对定植在骨支架材料初期定植微生物群落结构的影响

　　RDA 分析表明（图 4-19），孔隙率与孔径大小对微生物在骨架材料中的定植有着明显的影响，孔径大小与孔隙率均能够将微生物群落结构分成两个明显的群体，说明胎牛骨与成年牛骨中定植的微生物群落结构差异较大，这可能与孔隙率与孔径大小对细胞的影响机制有联系：孔径大小及孔隙率对细

表 4-1 成年牛骨组中共现性最高菌属列表

	Ralstonia	*Lactococcus*	*Pseudomonas*	*Acinetobacter*	*Afipia*	*Staphylococcus*
Ralstonia						
Lactococcus	0.90743757					
Pseudomonas	0.917807667	0.898254364				
Acinetobacter	0.845189759	0.818182417	0.793135171			
Afipia	0.880050381	0.89672951	0.877804608	0.81993756		
Staphylococcus	0.883357406	0.820147616	0.911032344	0.804515186	0.826839539	
Bacillus	0.898423557	0.970061029	0.876027951	0.804515186	0.881905922	0.85309

表 4-2 胎牛骨组中共现性最高菌属列表

	Ralstonia	*Lactococcus*	*Pseudomonas*	*Acinetobacter*
Ralstonia				
Lactococcus	0.9442808			
Pseudomonas	0.9587233	0.94059101		
Acinetobacter	0.9557853	0.92287355	0.92333014	
Bacillus	0.9511121	0.95264365	0.92167185	0.94540124

表 4-3 羟基磷灰石粉组中共现性最高菌属列表

	Enterococcus	Acinetobacter	Pseudomonas	Lactococcus	Ralstonia	Ochrobactrum
Enterococcus						
Acinetobacter	0.965003622					
Pseudomonas	0.97741845 6	0.960963398				
Lactococcus	0.972875069	0.972307163	0.97043 4148			
Ralstonia	0.949722079	0.9253756	0.956819281	0.948286785		
Ochrobactrum	0.943910168	0.950314378	0.923484773	0.944070355	0.906699338	
Bacillus	0.957184961	0.951105364	0.963811881	0.967674618	0.964131261	0.913108539

表 4-4 五种菌属在各组内的平均含量

	成年牛骨组	胎牛骨组	羟基磷灰石粉组
Ralstonia	0.006858	0.011584	0.009352
Lactococcus	0.015911	0.028134	0.026274
Pseudomonas	0.00713	0.012831	0.011974
Acinetobacter	0.001801	0.002336	0.002404
Bacillus	0.031336	0.05054	0.050458

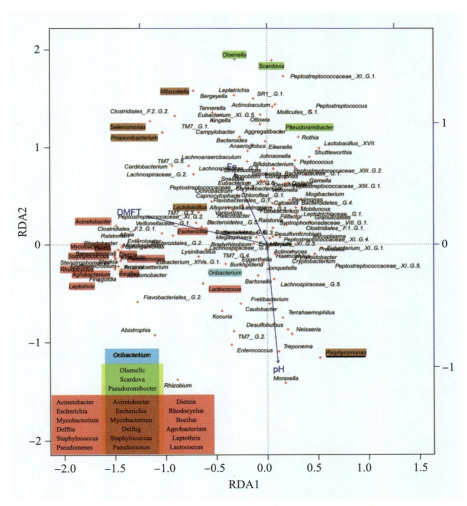

▲ 图 4–18　**pH 对龋病及健康口腔中微生物群落结构的影响**

pH 对龋病微生物群里结构的影响线位于第三象限（DMFT 及 Fe 与本文无关）

胞的定植有着直接的影响[208]，而细菌也是单细胞，因此可能有类似的定植效应关系。但细菌与细胞不同，具有菌毛及黏附多糖等结构上的差异，同时也有需氧菌和厌氧菌的区别，因此，不同孔径大小及孔隙率为不同的细菌提供了黏附和定植空间，但具体的影响机制，值得将来进行深入研究。

RDA 分析结果中，在孔径大小的影响范围内，有李斯特菌、光冈菌属、柄杆菌属等多种菌属沿着孔径大小的影响线紧密分布：*Desulfomicrobium*、

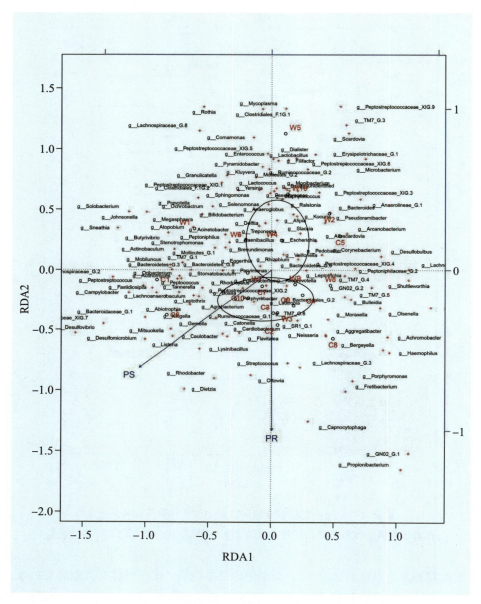

▲ 图 4-19　孔径大小和孔隙率对定植在骨支架材料初期定植微生物群落结构的影响 RDA 分析

图中 PS 是孔径大小，PR 是孔隙率，图中各点是各个菌属；图中上部圈是胎牛骨，而下部圈是成年牛骨；如图可见，PS 及 PR 对微生物群落结构造成影响，并将胎牛骨及成年牛骨微生物群落结构截然分开

李斯特菌、光冈菌属、孪生球菌属等菌属分布与较大孔径有关，而 *Peptostreptococcaceae*、多形杆状菌、*Anaerolineae*、*Pseudoramibacter* 等菌属与较小孔径有关。李斯特菌属于革兰阳性菌属，兼性厌氧菌，其中大部分为致病菌，毒性最大的为：单核细胞增多性李斯特菌。李斯特菌属可以快速地引起脑膜炎及败血症，尤其对儿童、妇女及老年人有很重要的影响[209, 210]。光冈菌属可能具有菌毛，利用碳水化合物的能力强，来源于人或者猪感染牙龈[211]，可疑致病菌[207]。*Desulfomicrobium* 与牙周炎相关，是牙周可疑致病菌之一[212]。孪生球菌属与心肌内膜炎及牙体感染有关[184, 213]；与孔径较小有关的菌属中，*Peptostreptococcaceae* 与人体健康之间的关系目前尚不明确；多形杆状菌是胃肠道正常菌群的主要组成成分之一，厌氧菌[214]与胃肠道菌群的形成及维持有关，而与人体疾病之间的关系尚不明确[215, 216]；*Anaerolineae* 为厌氧菌，与人体健康之间的关系不明确[217]；*Pseudoramibacter* 和牙髓感染有关，厌氧菌。由此可见，孔径大小与微生物群落结构之间的关系，可能存在着一个有趣的现象：孔径较大有利于兼性厌氧菌属性的致病菌初期定植，而孔径较小与厌氧菌且致病力不明确的菌属的初期定植有关。这一点可能是由于孔径材料中的生长环境和牙龈根部菌斑的生长环境相似——氧含量不足并有利于厌氧菌的生长[76]。该规律可能可用于指导临床中的抗生素选择，孔径较大的材料可使用防治兼性厌氧菌的抗生素进行预防，如头孢菌素等。而孔径较小的材料可选择防治厌氧菌的抗生素，例如甲硝唑等。

在 RDA 分析中，与较大孔隙率相关的菌属包括 *Ottowia*、链球菌属、*Flavitalea*、心杆菌属等，与较小孔隙率相关的菌属包括 *Mycoplasma*、乳酸杆菌属、乳酸乳球菌属、丛毛单胞菌属、小杆菌属等。*Ottowia* 常见于水及石油污染中[218, 219]，与人体之间的关系未见报道；链球菌属是人体口腔中主要的优势菌属之一及致病菌；*Flavitalea* 也报道与石油有关[220]，与人体健康的关系未知；心杆菌属多来源于口腔、呼吸道，有时会引起心内膜炎、心脏瓣膜感染等[221]；*Mycoplasma* 缺乏细胞壁，因此青霉素治疗效果不佳，是肺炎、尿道炎、盆腔炎症的主要致病菌[222-224]；乳酸杆菌属是口腔主要常驻菌之一，因其产酸及耐酸特性，被认为是龋病的主要致病菌之一[225]；乳酸乳球菌属在上述共现性分析中已提到，是口腔中常见的致病菌之一，它们可将葡萄糖转化为乳酸，是龋病的主要原因之一[226]，它们可利用乳酸调节其周围环境的 pH，从而与周围菌属产生相互作用[227]，同时其与芽孢杆菌属之间的高共聚指数应值得注意；丛毛单胞菌属可能引起菌血症[228]；小杆菌属可能会引起肠道炎性疾病[229]。值得注意的是，本实验采样时间为唾液微生物在材料中初期定植的6h，而不同孔径材料与口腔微生物群落结构的生长、成熟及维持过程之间的关系，还需要进行进一步的研究。

三、小结

本部分实验首先利用高通量测序技术、以健康人为对照，对龋病、牙周炎人群的微生物群落结构进行了分析、对胎牛骨、成年牛骨、羟基磷灰石粉剂对口腔唾液微生物在它们中的初期定植影响进行了对比研究；利用生物信息学手段分析了以上相关的微生物群落结构多样性、微生物丰度及差异、微生物共现性、孔径大小及孔隙率对微生物群落结构的影响等，得到如下主要结论。

1. 微生物的均衡度、数量及丰度差异等均不能很好地解释龋病、牙周炎及不同结构属性的材料中的微生物群落结构，但骨支架材料中初期定植微生物的优势菌属与口腔中常见的优势菌属在种类上相一致；本实验首次提出，两种不同孔隙几何结构的骨支架材料中的初期定植微生物群落结构存在差异，而这种差异则可能是进一步引发骨支架材料感染的主要原因之一。

2. 在微生物群落结构的整体特点研究中，本实验首次提出微生物的共现性即微生物的竞争或协同作用可能是造成两种疾病发生的主要原因之一，同样地，骨支架材料中的微生物初期定植也存在竞争或协同作用，这可能是造成骨支架材料感染的主要原因之一；多孔结构的骨支架材料要较粉末状材料中的这两种作用明显、感染可能性也随之较粉末状材料的增高；在多孔结构的骨支架材料初期定植微生物中可能存在一些主要共现微生物，它们可能依靠某些有机酸产生联系，尤其是芽孢杆菌属与乳酸乳球菌之间的联系值得关注。

3. 本实验首次提出骨支架材料的孔径大小及孔隙率对其中定植的微生物群落结构有明显的影响；骨支架材料的较大孔径可能有利于兼性厌氧菌属性的致病菌初期定植，而较小孔径可能与厌氧菌属的初期定植有关。

第5章 胎牛骨块＋锌＋壳聚糖的制备及其生物相容性、成骨能力检测

医学技术的发展和人口老龄化带来了广阔的骨支架材料相关市场，并为骨支架材料提出了更高的科学要求。骨支架材料相关国内市场中几乎被国外品牌所统治，如人体颌骨种植手术中常用到的种植骨粉"Bio-Oss"[61]。经验证，磷酸二氢铵法煅烧制备的胎牛骨（β-磷酸三钙）不仅具有良好的生物相容性，而且具有有利于成骨的独特几何结构及生物力学特征。因此，开发以胎牛骨为原料的骨缺损修复支架材料，具有重要的科学、社会及经济意义。

表面修饰是利用物理、化学或生物的方法将材料表面进行改性或者将其他材料复合与目的材料表面以达到改良性能的目的的方法[230]，可以赋予骨支架材料新的生物力学特征及骨生长促进特征。绪论部分已提到，目前临床中能见到的骨支架材料不仅未进行表面修饰，缺乏骨生长促进作用、抗压强度也相对较低，有必要对其进行进一步的"缺点修复"[231]。众多学者已进行了多种骨支架材料的表面修饰研究，所选用材料主要分为两类，即有机物（如活性肽等）[232, 233]及无机物（如 Zn^{2+} 等）[234]。值得注意的是，虽然骨支架材料的成骨相关效果重要，但任何植入材料的生物相容性是确保其能够在人体内安全应用的前提[235, 236]。因此，选择开发利用较早、效果被学者们广泛接受且无毒副作用报告的表面修饰材料进行创新改良是一种重要思路。Zn^{2+} 及被称为人体细胞仿生外基质的壳聚糖（chitosan，CS）是两种较早被发现、已在大量的研究中被证明有效[234, 237-239]，但两者共同进行骨支架材料复合表面修饰，未见报道。

因此，本实验拟在磷酸二氢铵法煅烧制备后的胎牛骨支架材料上进行＋锌＋壳聚糖两步表面修饰，然后进行实验室检测其生物安全性，并利用第二部分中的实验方法，全面系统地分析其骨综合修复能力及抗压强度、杨氏模量等生物力学参数，以期能制备出一种有望在临床中普及使用的骨支架材料。

具体实验流程如下。

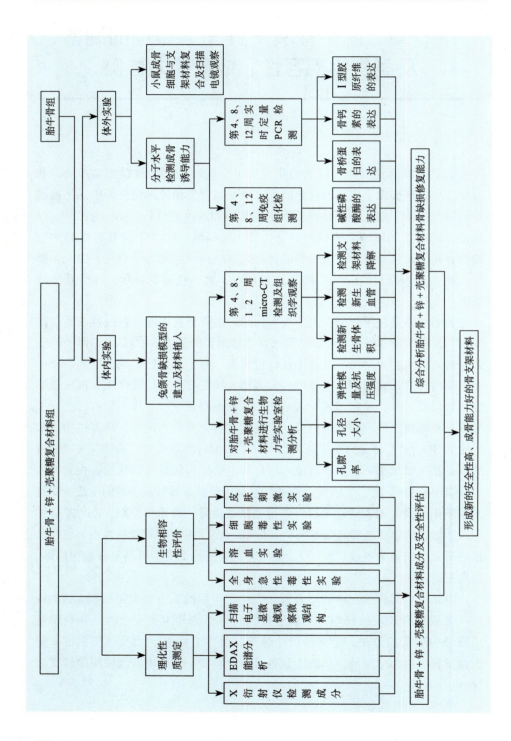

一、材料与方法

（一）主要试剂、材料及实验动物

与第 2 章和第 3 章中的相同。

（二）胎牛骨 + 锌 + 壳聚糖复合材料的准备

胎牛骨的制备方法与第 2 章相同。配制好 20ml 壳聚糖乙酸溶液（10g/L）及 500ml 的 0.25mol/L 的 ZnCl 溶液。利用负压抽吸使 ZnCl 溶液充分与煅烧骨结合，60℃水浴 1h，后用负压抽吸使壳聚糖乙酸溶液充分进入含 Zn^{2+} 胎牛骨煅烧骨块，4℃保持 24h，再经低温煅烧[240]制备而成；其 Zn^{2+} 含量及钙磷比、孔径大小、表面微结构观察、孔隙率检测、抗压强度及杨氏模量的具体检测方法与第 2 章和第 3 章中相应方法相同。

（三）胎牛骨 + 锌 + 壳聚糖复合材料生物安全性检测及成骨能力检测

实验组为胎牛骨 + 锌 + 壳聚糖，对照组为第 3 章中胎牛骨。各实验组均设 5 个平行。具体实验步骤及方法与第 3 章中相应实验方法相同。

二、结果与讨论

（一）生物安全性检测结果

急性毒性试验显示小鼠一般状况良好，正常活动，无死亡；实验前对照组及实验组的体重分别为 $20.89 \pm 0.51g$、$21.62 \pm 0.36g$，实验后体重分别各增重 1g；心、肝、肾病理检查均正常；MTT 体外细胞毒性实验表明实验组及对照组的细胞毒性均为 0 级，符合 GB/T 16886.5—2003 中的要求；实验组细胞增殖速度明显比对照组快；溶血实验结果显示两组的平均溶血率为 $2.35\% \pm 0.18\%$、$1.65\% \pm 0.33\%$，均＜5%；皮肤刺激实验显示，经 24h、48h 及 72h 不同时间点观察，两组材料的浸提液覆盖部位均无水肿、红斑出现。以上实验表明了与预期的结果一致，胎牛骨 + 锌 + 壳聚糖与第一部分中的胎牛骨一样具有良好的生物相容性。Zn^{2+} 及壳聚糖均已在各实验中证明了良好的生物相容性，同时，两种材料已在多种临床使用产品中使用。另外，Zn^{2+} 的安全范围约是 0.5wt%[241, 242]，而本实验材料的 Zn^{2+} 含量为 0.32wt%，处于安全范围中，避免了因 Zn^{2+} 含量过高而引起的综合问题。这为其在临床中普及使用提供了前提保证。

（二）化学成分检测结果

EDX 结果显示胎牛骨＋锌＋壳聚糖的钙磷比为 1.57，与胎牛骨检测一致；Zn^{2+} 的含量为 0.32wt%；孔径大小（195±36.62μm）及孔隙率（70.57%±0.7%）与胎牛骨（193±42.82；70.61±0.34）无差异（$P>0.05$）；抗压强度、杨氏模量为 9.16±0.04MPa、105±0.45MPa 明显强于胎牛骨（4.84±0.015MPa；75.86±4.65MPa），差异有显著统计学意义（$P<0.01$）。

（三）骨修复能力检测结果

细胞黏附率情况：胎牛骨＋锌＋壳聚糖材料的黏附率在 4h 初期及 24h 稳定黏附率分别为 64.6%±0.113%、66.3%±0.107%，胎牛骨材料黏附率为：35.0%±7.4%、48.5%±12%；图 5-1 为胎牛骨＋锌＋壳聚糖材料与胎牛骨在四种成骨因子的表达、新生血管、新生骨及材料降解等各项中的检测结果。图 5-1A 和 B 中的免疫组化及实时定量 PCR 结果表明，碱性磷酸酶及骨桥蛋白、骨钙素、Ⅰ型胶原纤维三组基因的表达量明显在胎牛骨＋锌＋壳聚糖材料组中增加，差异有统计学意义（$P<0.05$）；图 5-1C 中的材料降解率检测表明，第 4 周、第 8 周、第 12 周时胎牛骨＋锌＋壳聚糖材料组的降解率较对照组（胎牛骨）低；图 5-1D 及图 5-2 联合表明，在第 4 周、第 8 周、第 12 周时胎牛骨＋锌＋壳聚糖材料组的新生骨体积均明显高于胎牛骨组；图 5-1E 及图 5-3 联合表明，在第 4 周、第 8 周、第 12 周时胎牛骨＋锌＋壳聚糖材料组的新生血管量也同样明显高于胎牛骨组，以上差异均有统计学意义（$P<0.05$）。与预期结果一致，以上综合成骨能力结果提示，＋锌＋壳聚糖的双修饰可以在前期、中期及后期中均对胎牛骨的综合骨修复能力有明显的促进作用。与以往研究相比，本实验实验组的骨综合修复能力无论从成骨细胞黏附、碱性磷酸酶及骨桥蛋白、骨钙素、Ⅰ型胶原纤维等三种基因表达，还是从新生骨量、新生血管量方面，均要优于或接近与其他材料[243-246]，是成骨效果较为理想的新型骨支架材料。

以往多个研究表明壳聚糖是已知修饰材料中效果肯定的一种材料，被称为仿生人工细胞外基质且具有成膜性。其在煅烧骨表面可形成一层壳聚糖薄膜，可以有效改善材料细胞黏附率低的缺点，还可以促进成骨[238, 239]；游离的壳聚糖也可以促进成骨细胞增殖和成骨间质干细胞，增加骨桥蛋白和Ⅰ型胶原表达，并减少破骨细胞形成[239]；在壳聚糖处理的小鼠实验中发现骨结构能更好地愈合和更好地形成骨结构[238]。

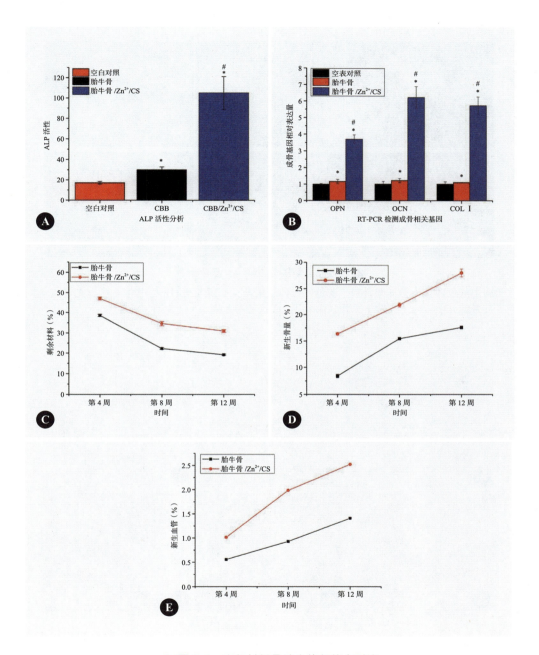

▲ 图 5-1　支架材料骨综合修复能力对比

图中黑色折线为胎牛骨，红色折线为胎牛骨＋锌＋壳聚糖。A. 碱性磷酸酶活性对比；B. 三种细胞因子表达；C. 剩余骨支架材料检测；D. 新生骨量检测；E. 新生血管量

第 4 周 第 8 周 第 12 周

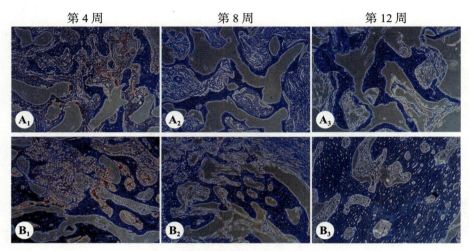

▲ 图 5-2　新生骨 Masson 三色染色

图中灰色部分为骨支架材料，蓝色部分为新生骨。A. 胎牛骨；B. 胎牛骨＋锌＋壳聚糖。其中，分图编号下角数字 1 代表第 4 周，2 代表第 8 周，3 代表第 12 周

第 4 周 第 8 周 第 12 周

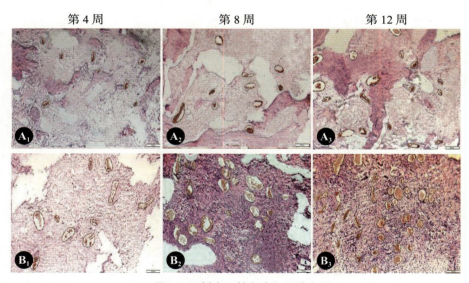

▲ 图 5-3　新生血管免疫组化染色图

红色管状组织为新生血管。A. 胎牛骨；B. 胎牛骨＋锌＋壳聚糖。其中，分图编号下角数字 1 代表第 4 周，2 代表第 8 周，3 代表第 12 周

同样地，锌离子在骨形成过程中也起着重要的作用[247, 248]。骨的 Ca/P 维持在 1.37～1.87，表明了其中还有其他一些元素参与到骨的构成中，而锌就是其中一种（其余为 Sr、Mg、Si、Co 等）[249]，对于骨的机械强度形成有重要意义[231, 250-252]；胎牛骨＋锌＋壳聚糖的抗压强度及杨氏模量较单纯胎牛骨有明显改善，这可能是由于锌与壳聚糖共同增强了支架材料的两种生物力学性能，而较强的抗压强度及杨氏模量则有利于细胞黏附及增长，从而能促进新生骨的形成[253]；同时，锌还可以促进成骨细胞合成骨钙素、胰岛素样生长因子 –1 和转化生长因子 –β[254, 255] 等在骨组织形成中具有重要正向作用的因子。因此，胎牛骨＋锌＋壳聚糖是一种有效的 β- 磷酸三钙支架材料表面修饰方法。

值得注意的是，胎牛骨＋锌＋壳聚糖材料的材料降解率要较单纯胎牛骨差，这可能是锌及壳聚糖虽然未造成胎牛骨的整体结构改变，但两者均影响了材料降解，这表明，与以往报道一致，化学因素在材料降解中起着重要的作用[256]。但该材料的降解率（33%）要低于以往报道的结果（55%）[257]，与之相比属于性能较优的骨支架材料，可在临床种植手术中进行使用。

三、小结

本实验首次设计并制备了胎牛骨＋锌＋壳聚糖（β- 磷酸三钙）的复合支架材料，通过对其进行生物相容性检验及系统性综合骨修复能力实验，得出以下结论。经磷酸二氢铵法煅烧制备，再经锌、壳聚糖双重表面修饰的胎牛骨（β- 磷酸三钙）是一种生物相容性好，综合骨修复能力强的骨支架材料，有望能在临床中普及使用。

第6章 结论与展望

一、创新性结论

随着人口老龄化社会的到来以及肿瘤、外伤及感染等因素的增多，加之口腔种植技术的普及，人体颌骨缺损的发病率在逐步升高。通过植入骨支架材料以实现骨缺损的修复是有效的治疗途径，然而骨支架材料在应用与研究两方面均存在着各种问题：①颌骨支架材料被国外进口品牌统治且缺乏骨生成促进作用及不能用于较大创面的骨缺损修复；②理想骨支架材料的微结构及生物力学性质与骨缺损修复之间的关系尚未揭示清楚；③以微生物态的角度去认识骨支架材料感染的有关研究还不多见。这些问题的存在制约了相关研究的深入展开及相应产业的进一步发展。

针对以上问题，我们首先进行了"磷酸二氢铵法胎牛骨＋锌＋壳聚糖"这一新型骨支架材料的设计及制备，检测了其生物相容性，并系统性地联合体外体内实验，从分子、细胞及动物实验方面全面验证了其成骨作用；其次，对煅烧天然成年牛松质骨及煅烧胎牛松质骨支架材料的微观结构及生物力学性质进行了实验室检测及三维有限元建模分析，全面分析了煅烧天然牛骨微观结构及生物力学各项参数与骨缺损修复过程中的细胞黏附、成骨因子表达、新生骨形成、新生血管生成及骨支架材料自身降解之间的关系；最后，通过利用高通量基因测序方法，对口腔微生物在煅烧天然牛骨中的初期定植群落结构进行了检测，并分析了孔隙率及孔径大小对群落结构的影响。

我们依照实验顺序进行了详细阐述。第2章介绍了天然牛骨磷酸二氢铵法煅烧的创新实验，并与传统的焦磷酸钠法进行了对比；第3章对煅烧天然牛骨的微观结构及生物力学性质，以及它们与系统性的骨缺损修复能力之间的关系进行了分析；第4章对口腔微生物在煅烧天然牛骨支架材料中初期定植的群落结构进行了检测，并分析了微结构参数对它们的影响；第5章对经磷酸二氢铵法煅烧制备后的胎牛骨进行了＋锌＋壳聚糖的复合表面修饰，在评价了其生物相容性后，系统性地对其骨缺损修复能力进行了检测。具体创新性结论如下。

1. 提出了利用磷酸二氢铵法煅烧天然牛骨的制备方法，该方法可制备出

纯度较高的 β- 磷酸三钙骨支架材料；设计并制备了一种"胎牛骨＋磷酸二氢铵（煅烧）＋锌＋壳聚糖"的新型骨支架材料，其生物相容性好，成骨能力强，有望能在临床中普及使用的新型骨支架材料。

2. 揭示出通过煅烧天然牛松质骨所得到的骨支架材料具备以下两个生物力学特点：①孔径大小服从正态分布；②通过模拟支架结构在人体中受载情形，发现平均应力在结构内部随机分布、应力集中区位于骨小梁及骨板连接处；同时，发现了煅烧天然牛松质骨骨支架材料的降解过程与特点可能与人体松质骨的应力性退化吸收过程及特点相似。以上特点可为人工合成较为理想的新型骨支架材料提供指导及参考。

3. 提出骨支架材料的孔径大小及孔隙率对口腔微生物在其上的初期定植群落结构有明显影响；较大孔径可能有利于兼性厌氧菌的初期定植，而较小孔径可能与厌氧菌属的初期定植有关；多孔性块状骨支架材料可能比粉剂型骨支架材料更易受到感染。以上特点可为进一步研究骨支架材料的感染提供实验支持，并为在临床中使用抗生素治疗或预防骨支架材料感染提供用药指导。

二、展望

我们在第 2 章就天然煅烧牛骨的微观结构特征，尤其是孔径大小的分布特征进行了分析，发现其并不是想象中的杂乱无章，而是服从正态分布的，据此推测这种正态分布的孔径大小特征可能是煅烧天然牛松质骨除了其化学组分与人体相近之外、能够稳定发挥其骨缺损修复能力的另一个重要原因。鉴于骨支架材料理想微观结构的特征不明确、未能有一种理想的骨支架材料能应用与临床、人工骨材料价格低廉等目前相关研究中的问题及应用中的特点，我们将进一步对骨支架材料孔径大小的中位数进行梯度研究，以期能找出一种能指导人工骨支架材料合成的具体参数。

针对骨支架材料的自身降解，我们发现该过程与结构的受力状态有关联。因此，利用外界载荷或机械刺激，如通过按摩及即刻负重等方式或可对植入颌骨内的骨支架材料进行降解速度调控。鉴于单纯依靠改变骨支架材料化学组分难以解决其在人体内实现良好降解的问题，在后续研究中，我们将结合三维有限元分析及实验检测的方法，对外界刺激与材料降解速度的关系进行深入定量研究，以期能够解决支架材料自身降解这一骨缺损修复中的难题。

值得注意的是，β- 磷酸三钙具有优点：①良好的降解性能；②与羟基磷灰石理化性质相近；③在生产过程中易形成多孔连接形式。其不仅是一种良好的煅烧天然牛骨支架材料组成成分，而且是一种良好的 3D 打印等工骨支架材料合成备选材料。因此，我们将在接下来的新型骨支架材料研发中，将尝试利用几何结构特点及生物力学分布特征来合成相关化学组分的人工骨材料，以获得成本低廉、安全性高、成骨性能好的新型骨支架材料。

在研究骨支架材料的感染部分中，我们利用基于高通量测序微生物群落结构的研究方法，首先发现了微生物群落结构中菌属及菌种之间的"共聚"与口腔中常见的两种感染性疾病相关，而且两种疾病状态下的共聚指数都要比健康状态下的指数高。因此，我们推测共聚指数或可取代某种特定细菌，成为感染性疾病诊断及治疗的"生物学标志"。在未来的研究中，我们将针对该推测进行大样本量的验证及定量研究，以期能为口腔中的感染性疾病找到一种可靠的"生物学标志"，从而方便其诊断、预防及治疗。其次，我们在骨支架材料的初期定植口腔微生物群落结构中也发现了"共聚"现象，且块状骨支架材料的共聚指数要较粉末状骨支架材料的高。因此，共聚指数是否能够成为骨支架材料感染的"生物学标志"，也值得在后期进行定量研究。最后，在骨支架材料上初期定植的口腔微生物中，我们发现了几种共聚性较高的菌属，且这些菌属的生理特性全部都与 pH 产生联系。鉴于 pH 能够明确地影响细菌的生长及代谢，我们将在未来的研究中进一步对其与细菌种群之间的关系机制进行探索，以期能实现通过调节 pH 而达到调控整个口腔菌群发生及发展的效果，从而找到骨支架材料感染预防及治疗的突破口。

参考文献

[1] Eckardt A, Swennen G, Teltzrow T. Melanotic neuroectodermal tumor of infancy involving the mandible: 7–year follow-up after hemimandibulectomy and costochondral graft reconstruction[J]. Journal of Craniofacial Surgery, 2001, 12(4): 349–354.

[2] Dimitroulis G. Mandibular reconstruction following ablative tumour surgery: an overview of treatment planning[J]. Australian and New Zealand Journal of Surgery, 2000, 70(2): 120–126.

[3] Shvyrkov M, Shamsudinov A, Sumarokov D, et al. Non-free osteoplasty of the mandible in maxillofacial gunshot wounds: mandibular reconstruction by compression–osteodistraction[J]. British Journal of Oral and Maxillofacial Surgery, 1999, 37(4): 261–267.

[4] Furlaneto F, Nagata M, Fucini S, et al. Bone healing in critical-size defects treated with bioactive glass/calcium sulfate: a histologic and histometric study in rat calvaria[J]. Clinical Oral Implants Research, 2007, 18(3): 311–318.

[5] Inoda H, Yamamoto G, Hattori T. rh-BMP2–induced ectopic bone for grafting critical size defects: a preliminary histological evaluation in rat calvariae[J]. International Journal of Oral and Maxillofacial Surgery. 2007, 36(1): 39–44.

[6] Cardoso A, Borges M, Marcantonio J, et al. Histomorphometric analysis of tissue responses to bioactive glass implants in critical defects in rat calvaria[J]. Cells Tissues Organs, 2007, 184(3–4): 128–137.

[7] Carvalho V, Tosello D, Salgado M, et al. Histomorphometric analysis of homogenous demineralized dentin matrix as osteopromotive material in rabbit mandibles[J]. International Journal of Oral & Maxillofacial Implants, 2004, 19(5): 679–686.

[8] Kim H, Song J, Kim C, et al. Combined effect of bisphosphonate and recombinant human bone morphogenetic protein 2 on bone healing of rat calvarial defects[J]. Maxillofacial Plastic and Reconstructive Surgery, 2015, 37(1): 16.

[9] Experts Industry. Orthopedic Implants-A Global Market Overview[M]. 2011.

[10] Kneser U, Schaefer D, Polykandriotis E, et al. Tissue engineering of bone: the reconstructive surgeon's point of view[J]. Journal of Cellular and Molecular Medicine. 2006, 10(1): 7–19.

[11] Vacanti C , Bonassar L . An overview of tissue engineered bone[J]. Clinical Orthopaedics and Related Research, 1999, 367: S375–S381.

[12] Salgado A, Coutinho O, Reis. Bone tissue engineering: state of the art and future trends[J]. Macromolecular Bioscience, 2004, 4(8): 743–765.

[13] Pramanik S, Ataollahi F, Pingguan-Murphy B, et al. In vitro study of surface modified poly (ethylene glycol)–impregnated sintered bovine bone scaffolds on human fibroblast cells[J]. Scientific Reports, 2015, 5: 9806.

[14] Mastrogiacomo M, Muraglia A, Komlev V, et al. Tissue engineering of bone: search for a better scaffold[J]. Orthodontics & Craniofacial Research. 2005, 8(4): 277–284.

[15] Simon C, Khatri C, Wight S, et al. Preliminary report on the biocompatibility of a moldable, resorbable, composite bone graft consisting of calcium phosphate cement and poly (lactide-co-glycolide) microspheres[J]. Journal of Orthopaedic Research, 2002, 20(3): 473–482.

[16] Marolt D, Knezevic M, Vunjak-Novakovic G. Bone tissue engineering with human stem cells[J]. Stemcell Research &Therapy. 2010, 1(2): 10.

[17] Gabl M, Reinhart C, Lutz M, et al. Vascularized bone graft from the iliac crest for the treatment of

nonunion of the proximal part of the scaphoid with an avascular fragment[J]. J Bone Joint Surg Am, 1999, 81(10): 1414–1428.

[18] Matsuno A, Tanaka H, Iwamuro H, et al. Analyses of the factors influencing bone graft infection after delayed cranioplasty[J]. Acta Neurochirurgica. 2006, 148(5): 535–540.

[19] Sudo H, Kodama H, Amagai Y, et al. In vitro differentiation and calcification in a new clonal osteogenic cell line derived from newborn mouse calvaria[J]. The Journal of Cell Biology. 1983, 96(1): 191–198.

[20] Williams D. On the mechanisms of biocompatibility[J]. Biomaterials, 2008, 29(20): 2941–2953.

[21] Li J, Lin Z, Zheng Q, et al. Repair of rabbit radial bone defects using true bone ceramics combined with BMP-2–related peptide and type I collagen[J]. Materials Science and Engineering: C, 2010, 30(8): 1272–1279.

[22] Yang C, Simmons D, Lozano R. The healing of grafts combining freeze-dried and demineralized allogeneic bone in rabbits[J]. Clinical Orthopaedics and Related Research, 1994, 298: 286–295.

[23] Bose S, Roy M, Bandyopadhyay A. Recent advances in bone tissue engineering scaffolds[J]. Trends in Biotechnology, 2012, 30(10): 546–554.

[24] Zhu X, Zhang H, Fan H, et al. Effect of phase composition and microstructure of calcium phosphate ceramic particles on protein adsorption[J]. Acta Biomaterialia, 2010, 6(4): 1536–1541.

[25] Campion C, Chander C, Buckland T, et al. Increasing strut porosity in silicate-substituted calcium-phosphate bone graft substitutes enhances osteogenesis[J]. Journal of Biomedical Materials Research Part B: Applied Biomaterials, 2011, 97(2): 245–254.

[26] Hing K, Wilson L, Buckland T. Comparative performance of three ceramic bone graft substitutes[J]. The Spine Journal, 2007, 7(4): 475–490.

[27] Hing K, Revell P, Smith N, et al. Effect of silicon level on rate, quality and progression of bone healing within silicate-substituted porous hydroxyapatite scaffolds[J]. Biomaterials, 2006, 27(29): 5014–5026.

[28] Zadpoor A. Bone tissue regeneration: the role of scaffold geometry[J]. Biomaterials Science, 2015, 3(2): 231–245.

[29] Hing K, Gibson I, Revell P, et al. Influence of phase purity on the in vivo response to hydroxyapatite[C]//Key Engineering Materials. Trans Tech Publications, 2001, 192: 373–376.

[30] Hing K, Gibson I, Di-Silvio L, et al. Effect of variation in Ca: P ratio on cellular response of primary human osteoblast-like cells to hydroxyapatite-based ceramics[C]//Bioceramics Conference. 1998, 11: 293–296.

[31] Jones J, Ehrenfried L, Hench L L. Optimising bioactive glass scaffolds for bone tissue engineering[J]. Biomaterials, 2006, 27(7): 964–973.

[32] Karageorgiou V, Kaplan D. Porosity of 3D biomaterial scaffolds and osteogenesis[J]. Biomaterials, 2005, 26(27): 5474–5491.

[33] Liebschner M, Wettergreen M. Optimization of bone scaffold engineering for load bearing applications[J]. Topics in Tissue Engineering. 2003, 1(7): 964–973.

[34] O'Brien F, Harley B, Yannas I, et al. Influence of freezing rate on pore structure in freeze-dried collagen-GAG scaffolds[J]. Biomaterials, 2004, 25(6): 1077–1086.

[35] Byrne D, Lacroix D, Planell J, et al. Simulation of tissue differentiation in a scaffold as a function of porosity, Young's modulus and dissolution rate: application of mechanobiological models in tissue engineering[J]. Biomaterials, 2007, 28(36): 5544–5554.

[36] Bidan C, Wang F, Dunlop J. A three-dimensional model for tissue deposition on complex surfaces[J]. Computer Methods in Biomechanics and Biomedical Engineering. 2013, 16(10): 1056–70.

[37] Van B, Chai Y, Truscello S, et al. The effect of pore geometry on the in vitro biological behavior of human periosteum-derived cells seeded on selective laser-melted Ti6Al4V bone scaffolds[J]. Acta

Biomaterialia. 2012, 8(7): 2824–2834.

[38] Boccaccio A, Uva A, Fiorentino M, et al. A mechanobiology-based algorithm to optimize the microstructure geometry of bone tissue scaffolds[J]. International Journal of Biological Sciences, 2016, 12(1): 1–17.

[39] Teixeira S, Fernandes H, Leusink A, et al. In vivo evaluation of highly macroporous ceramic scaffolds for bone tissue engineering[J]. Journal of Biomedical Materials Research Part A, 2010, 93(2): 567–575.

[40] Woodard J, Hilldore A, Lan S, et al. The mechanical properties and osteoconductivity of hydroxyapatite bone scaffolds with multi-scale porosity[J]. Biomaterials, 2007, 28(1): 45–54.

[41] Rouwkema J, Rivron N, van Blitterswijk C. Vascularization in tissue engineering[J]. Trends in Biotechnology, 2008, 26(8): 434–441.

[42] Tarafder S, Balla V, Davies N, et al. Microwave-sintered 3D printed tricalcium phosphate scaffolds for bone tissue engineering[J]. Journal of Tissue Engineering and Regenerative Medicine, 2013, 7(8): 631–641.

[43] Atkinson D. The philosophical transactions of the Royal Society of London, 1675–1975: A sociohistorical discourse analysis[J]. Language in Society, 1996, 25(3): 333–371.

[44] Huang J, Best S, Bonfield W, et al. In vitro assessment of the biological response to nano-sized hydroxyapatite[J]. Journal of Materials Science: Materials in Medicine, 2004, 15(4): 441–445.

[45] Thormann U, Ray S, Sommer U, et al. Bone formation induced by strontium modified calcium phosphate cement in critical-size metaphyseal fracture defects in ovariectomized rats[J]. Biomaterials, 2013, 34(34): 8589–8598.

[46] Hutchens S, Campion C, Assad M, et al. Efficacy of silicate-substituted calcium phosphate with enhanced strut porosity as a standalone bone graft substitute and autograft extender in an ovine distal femoral critical defect model[J]. Journal of Materials Science: Materials in Medicine, 2016, 27(1): 20.

[47] Pramanik S, Kar K. Functionalized poly (ether ether ketone): Improved mechanical property and acellular bioactivity[J]. Journal of Applied Polymer Science, 2012, 123(2): 1100–1111.

[48] Trantolo D, Sonis S, Thompson B, et al. Evaluation of a porous, biodegradable biopolymer scaffold for mandibular reconstruction[J]. International Journal of Oral & Maxillofacial Implants, 2003, 18(2).

[49] Cheng A, Humayun A, Cohen D, et al. Additively manufactured 3D porous Ti-6Al-4V constructs mimic trabecular bone structure and regulate osteoblast proliferation, differentiation and local factor production in a porosity and surface roughness dependent manner[J]. Biofabrication, 2014, 6(4): 045007.

[50] Pramanik S, Agarwal A, Rai K, et al. Development of high strength hydroxyapatite by solid-state-sintering process[J]. Ceramics International, 2007, 33(3): 419–426.

[51] Pramanik S, Kar K. Nanohydroxyapatite synthesized from calcium oxide and its characterization[J]. The International Journal of Advanced Manufacturing Technology, 2013, 66(5–8): 1181–1189.

[52] Mehrban N, Bowen J, Vorndran E, et al. Structural changes to resorbable calcium phosphate bioceramic aged in vitro[J]. Colloids and Surfaces B: Biointerfaces, 2013, 111: 469–478.

[53] Gbureck U, Grolms O, Barralet J, et al. Mechanical activation and cement formation of β-tricalcium phosphate[J]. Biomaterials, 2003, 24(23): 4123–4131.

[54] Grover L, Gbureck U, Wright A, et al. Biologically mediated resorption of brushite cement in vitro[J]. Biomaterials, 2006, 27(10): 2178–2185.

[55] Lv Q, Deng M, Ulery B, et al. Nano-ceramic composite scaffolds for bioreactor-based bone engineering[J]. Clinical Orthopaedics and Related Research®, 2013, 471(8): 2422–2433.

[56] Pramanik S, Pingguan-Murphy B, Osman N. Progress of key strategies in development of electrospun scaffolds: bone tissue[J]. Science and Technology of Advanced Materials, 2012, 13(4):

043002.

[57] Pilia M, Guda T, Appleford M. Development of composite scaffolds for load-bearing segmental bone defects[J]. BioMed Research International. 2013(1): 458253.

[58] Herliansyah M, Hamdi M, Ide-Ektessabi A, et al. The influence of sintering temperature on the properties of compacted bovine hydroxyapatite[J]. Materials Science and Engineering: C, 2009, 29(5): 1674–1680.

[59] Tsai W, Liao C, Wu C, et al. Clinical result of sintered bovine hydroxyapatite bone substitute: analysis of the interface reaction between tissue and bone substitute[J]. Journal of Orthopaedic Science, 2010, 15(2): 223–232.

[60] Li J, Zheng Q, Guo X, et al. Bone induction by surface-double-modified true bone ceramics in vitro and in vivo[J]. Biomedical Materials, 2013, 8(3): 035005.

[61] 程伟. 胎牛松质骨来源组织工程骨的构建及其理化、生物学特性研究 [D]. 南京：南京大学. 2015.

[62] Berglundh T, Lindhe J. Healing around implants placed in bone defects treated with Bio-Oss®. An experimental study in the dog[J]. Clinical Oral Implants Research, 1997, 8(2): 117–124.

[63] Carmagnola D, Adriaens P, Berglundh T. Healing of human extraction sockets filled with Bio-Oss[J]. Clinical Oral Implants Research. 2003, 14(2): 137–143.

[64] Rezwan K, Chen Q, Blaker J, et al. Biodegradable and bioactive porous polymer/inorganic composite scaffolds for bone tissue engineering[J]. Biomaterials, 2006, 27(18): 3413–3431.

[65] Karslioglu S, Serin D, Simsek I, et al. Implant infection in porous orbital implants[J]. Ophthalmic Plastic & Reconstructive Surgery, 2006, 22(6): 461–466.

[66] Zhou X, Wei D, Ye H, et al. Development of poly (vinyl alcohol) porous scaffold with high strength and well ciprofloxacin release efficiency[J]. Materials Science and Engineering: C, 2016, 67: 326–335.

[67] Paster B, Olsen I, Aas J, et al. The breadth of bacterial diversity in the human periodontal pocket and other oral sites[J]. Periodontology 2000, 2006, 42(1): 80–87.

[68] Kazor C, Mitchell P, Lee A, et al. Diversity of bacterial populations on the tongue dorsa of patients with halitosis and healthy patients[J]. Journal of Clinical Microbiology, 2003, 41(2): 558–563.

[69] Eckert R, Qi F, Yarbrough D, et al. Adding selectivity to antimicrobial peptides: rational design of a multidomain peptide against Pseudomonas spp[J]. Antimicrobial Agents and Chemotherapy, 2006, 50(4): 1480–1488.

[70] Holcombe L, Patel N, Colyer A, et al. Early canine plaque biofilms: characterization of key bacterial interactions involved in initial colonization of enamel[J]. PloS one, 2014, 9(12): e113744.

[71] Avila M, Ojcius D, Yilmaz Ö. The oral microbiota: living with a permanent guest[J]. DNA and Cell Biology, 2009, 28(8): 405–411.

[72] Dige I, Raarup M, Nyengaard J, et al. Actinomyces naeslundii in initial dental biofilm formation[J]. Microbiology, 2009, 155(7): 2116–2126.

[73] Li J, Helmerhorst E, Leone C, et al. Identification of early microbial colonizers in human dental biofilm[J]. Journal of Applied Microbiology, 2004, 97(6): 1311–1318.

[74] Xiao J, Klein M, Falsetta M, et al. The exopolysaccharide matrix modulates the interaction between 3D architecture and virulence of a mixed-species oral biofilm[J]. PLoS Pathog, 2012, 8(4): e1002623.

[75] Gregoire S, Xiao J, Silva B, et al. Role of glucosyltransferase B in interactions of Candida albicans with Streptococcus mutans and with an experimental pellicle on hydroxyapatite surfaces[J]. Applied and Environmental Microbiology, 2011, 77(18): 6357–6367.

[76] Guo L, He X, Shi W. Intercellular communications in multispecies oral microbial communities[J]. Frontiers in Microbiology, 2014, 5(5): 328.

[77] Marsh P. Dental plaque as a biofilm and a microbial community–implications for health and

disease[J]. BMC Oral Health, 2006, 6(1): S14.

[78] Yang F, Zeng X, Ning K, et al. Saliva microbiomes distinguish caries-active from healthy human populations[J]. The International Society for Microbial Ecology Journal, 2012, 6(1): 1–10.

[79] Beighton D. The complex oral microflora of high-risk individuals and groups and its role in the caries process[J]. Community Dentistry and Oral Epidemiology. 2005, 33(4): 248–255.

[80] Marsh P. Microbial ecology of dental plaque and its significance in health and disease[J]. Advances in Dental Research. 1994, 8(2): 263–271.

[81] Marsh P. Are dental diseases examples of ecological catastrophes?[J]. Microbiology. 2003, 149(2): 279–294.

[82] Marsh P. Dental diseases–are these examples of ecological catastrophes?[J]. International Journal of Dental Hygiene. 2006, 4(s1): 3–10.

[83] Shigeishi H, Takechi M, Nishimura M, et al. Clinical evaluation of novel interconnected porous hydroxyapatite ceramics (IP-CHA) in a maxillary sinus floor augmentation procedure[J]. Dental Materials Journal. 2012, 31(1): 54–60.

[84] Akeda K, An H, Okuma M, et al. Platelet-rich plasma stimulates porcine articular chondrocyte proliferation and matrix biosynthesis[J]. Osteoarthritis and Cartilage. 2006, 14(12): 1272–1280.

[85] Datta N, Pham Q, Sharma U, et al. In vitro generated extracellular matrix and fluid shear stress synergistically enhance 3D osteoblastic differentiation[J]. Proceedings of the National Academy of Sciences of the United States of America. 2006, 103(8): 2488–2493.

[86] 郑启新，刘苏南．煅烧牛松质骨的制备，理化性能及生物相容性研究 [J]. 生物医学工程学杂志．2005, 22(1): 95–98.

[87] Lin F, Liao C, Chen K, et al. Preparation of β-TCP/HAP biphasic ceramics with natural bone structure by heating bovine cancellous bone with the addition of $(NH_4)_2HPO_4$[J]. Journal of Biomedical Materials Research Part A, 2000, 51(2): 157–163.

[88] 郭朝邦，金海波，杨筠，等．煅烧牛松质骨制备 β-TCP/HAP/$Ca_2P_2O_7$ 多孔陶瓷反应机制研究 [J]. 稀有金属材料与工程．2010, 39(6): 1071–1074.

[89] 赵铭，郑启新．异种煅烧骨材料的研究进展 [J]. 国外医学：生物医学工程分册．2003, 26(4): 188–192.

[90] Ito A, Senda K, Sogo Y, et al. Dissolution rate of zinc-containing β-tricalcium phosphate ceramics[J]. Biomedical Materials. 2006, 1(3): 134.

[91] Hulbert S, Young F, Mathews R, et al. Potential of ceramic materials as permanently implantable skeletal prostheses[J]. Journal of Biomedical Materials Research. 1970, 4(3): 433–456.

[92] Itälä A, Ylänen H, Ekholm C, et al. Pore diameter of more than 100 μm is not requisite for bone ingrowth in rabbits[J]. Journal of Biomedical Materials Research, 2001, 58(6): 679–683.

[93] Lane J, Bostrom M. Bone grafting and new composite biosynthetic graft materials[J]. Instructional Course Lectures. 1997, 47: 525–534.

[94] Leon Y. New perspectives in mercury porosimetry[J]. Advances in Colloid and Interface Science. 1998, 76: 341–372.

[95] Kuboki Y, Takita H, Kobayashi D, et al. BMP-induced osteogenesis on the surface of hydroxyapatite with geometrically feasible and nonfeasible structures: topology of osteogenesis[J]. Journal of Biomedical Materials Research. 1998, 39(2): 190–199.

[96] Story B, Wagner W, Gaisser D, et al. In vivo performance of a modified CSTi dental implant coating[J]. International Journal of Oral and Maxillofacial Implants. 1998, 13(6): 749–757.

[97] Hannink G, Arts J. Bioresorbability, porosity and mechanical strength of bone substitutes: what is optimal for bone regeneration?[J]. Injury. 2011, 42: S22–S25.

[98] Legeros R. Properties of osteoconductive biomaterials: calcium phosphates[J]. Clinical Orthopaedics and Related Research. 2002, 395: 81–98.

[99] Hing K. Bone repair in the twenty–first century: biology, chemistry or engineering?[J]. Philosophical

Transactions of the Royal Society of London A: Mathematical, Physical and Engineering Sciences. 2004, 362(1825): 2821–2850.

[100] Mueller T, Wirth A, Van L, et al. Mechanical stability in a human radius fracture treated with a novel tissue-engineered bone substitute: a non-invasive, longitudinal assessment using high-resolution pQCT in combination with finite element analysis[J]. Journal of Tissue Engineering and Regenerative Medicine. 2011, 5(5): 415–420.

[101] Gisep A, Wieling R, Bohner M, et al. Resorption patterns of calcium-phosphate cements in bone[J]. Journal of Biomedical Materials Research Part A. 2003, 66(3): 532–540.

[102] 丁一凡. 种植体数目与分布对下颌种植覆盖义齿牙槽骨改建的影响 [J]. 中国民族民间医药杂志 . 2015, 24(24): 159–160.

[103] Lu L, Zhu X, Valenzuela R, et al. Biodegradable polymer scaffolds for cartilage tissue engineering[J]. Clinical Orthopaedics and Related Research. 2001, 391: S251–S270.

[104] Wu L, Zhao X, He B, et al. The Possible Roles of Biological Bone Constructed with Peripheral Blood Derived EPCs and BMSCs in Osteogenesis and Angiogenesis[J]. BioMed Research International. 2016, 2016(1): 1–11.

[105] Mangano C, Sinjari B, Shibli J, et al. A Human Clinical, Histological, Histomorphometrical, and Radiographical Study on Biphasic HA-Beta-TCP 30/70 in Maxillary Sinus Augmentation[J]. Clinical Implant Dentistry and Related Research. 2015, 17(3): 610–618.

[106] Burg K, Porter S, Kellam J. Biomaterial developments for bone tissue engineering[J]. Biomaterials. 2000, 21(23): 2347–2359.

[107] Han D, Sun X, Zhang X, et al. Ectopic osteogenesis by ex vivo gene therapy using beta tricalcium phosphate as a carrier[J]. Connective Tissue Research. 2008, 49(5): 343–350.

[108] Yoon S, Cha J, Lim H, et al. De novo bone formation underneath the sinus membrane supported by a bone patch: a pilot experiment in rabbit sinus model[J]. Clinical Oral Implants Research. 2016.

[109] Nakahara K, Haga-Tsujimura M, Saulacic N. Periosteum-Induced Bone Formation by Distraction Osteogenesis: Histologic and Microcomputed Tomography Analysis[J]. International Journal of Oral & Maxillofacial Implants. 2016, 31(4): 785–792.

[110] 范若寻. 老龄相关骨退化对骨宏微观力学性能影响的数值仿真研究 [D]. 长春：吉林大学，2016.

[111] Cox T, Kohn M, Impelluso Thomas. Computerized analysis of resorbable polymer plates and screws for the rigid fixation of mandibular angle fractures[J]. Journal of Oral and Maxillofacial Surgery. 2003, 61(4): 481–487.

[112] Larmas M. Pre-odontoblasts, odontoblasts, or "odontocytes"[J]. Journal of Dental Research. 2008, 87(3): 198–199.

[113] Takahashi Y, Tabata Y. Effect of the fiber diameter and porosity of non-woven PET fabrics on the osteogenic differentiation of mesenchymal stem cells[J]. Journal of Biomaterials Science, Polymer Edition. 2004, 15(1): 41–57.

[114] Akay G, Birch M, Bokhari M. Microcellular polyHIPE polymer supports osteoblast growth and bone formation in vitro[J]. Biomaterials. 2004, 25(18): 3991–4000.

[115] Kuboki Y, Jin Q, Takita H. Geometry of carriers controlling phenotypic expression in BMP-induced osteogenesis and chondrogenesis[J]. The Journal of Bone & Joint Surgery. 2001, 83(1 suppl 2): S105–S115.

[116] Jin Q, Takita H, Kohgo T, et al. Effects of geometry of hydroxyapatite as a cell substratum in BMP-induced ectopic bone formation[J]. Journal of Biomedical Materials Research. 2000, 51(3): 491–499.

[117] Kuboki Y, Jin Q, Kikuchi M, et al. Geometry of artificial ECM: sizes of pores controlling phenotype expression in BMP-induced osteogenesis and chondrogenesis[J]. Connective Tissue Research. 2002, 43(2–3): 529–534.

[118] Tsuruga E, Takita H, Itoh H, et al. Pore Size of Porous Hydroxyapatite as the Cell-Substratum Controls BMP-Induced Osteogenesis[J]. Journal of Biochemistry. 1997, 121(2): 317–324.

[119] Rumpler M, Woesz A, Dunlop J, et al. The effect of geometry on three-dimensional tissue growth[J]. Journal of the Royal Society Interface. 2008, 5(27): 1173–1180.

[120] Scarano A, Perrotti V, Artese L, et al. Blood vessels are concentrated within the implant surface concavities: a histologic study in rabbit tibia[J]. Odontology. 2014, 102(2): 259–266.

[121] Lee S, Yang S. Micro glass ball embedded gels to study cell mechanobiological responses to substrate curvatures[J]. Review of Scientific Instruments. 2012, 83(9): 094302.

[122] Ng C, Yu K. Proliferation of epithelial cells on PDMS substrates with micropillars fabricated with different curvature characteristics[J]. Biointerphases. 2012, 7(1–4): 21.

[123] Fan R, Gong H, Zhang R, et al. Quantification of Age-Related Tissue-Level Failure Strains of Rat Femoral Cortical Bones Using an Approach Combining Macrocompressive Test and Microfinite Element Analysis[J]. Journal of Biomechanical Engineering. 2016, 138(4): 041006.

[124] Fan R, Gong H, Qiu S, et al. Effects of resting modes on human lumbar spines with different levels of degenerated intervertebral discs: a finite element investigation[J]. BMC Musculoskeletal Disorders. 2015, 16(1): 221.

[125] Starly B, Sun W, Lau A, et al. Biomimetic model for heterogeneous bone scaffold[J]. Biomedical Engineering: Recent Developments: Editor, J Vossoughi. 2002: 305–306.

[126] Holzwarth J, Ma P. Biomimetic nanofibrous scaffolds for bone tissue engineering[J]. Biomaterials. 2011, 32(36): 9622–9629.

[127] Ebra M. Calcium phosphate bone cements[J]. Orthopaedic Bone Cements. 2008, 206.

[128] An Y, Draughn R. Mechanical testing of bone and the bone-implant interface[M]. CRC press, 1999.

[129] 王颖坚 . 松质骨的细观力学研究评述 [J]. 力学进展 . 1996, 26(3): 416–423.

[130] 朱兴华，侯亚君，尚禹 . 胞元结构形式，材料性质对松质骨力学性能的影响 [J]. 中国生物医学工程学报 . 2004, 23(2): 134–138.

[131] 张宁，樊学军 . 利用松质骨理想化模型对骨小梁刚度的研究 [J]. 力学学报 . 1997, 29(6): 701–710.

[132] 侯亚君 . 均匀化理论在骨力学中的应用 [D]. 长春：吉林大学，2004.

[133] Legeros R. Calcium phosphate-based osteoinductive materials[J]. Chemical Reviews. 2008, 108(11): 4742–4753.

[134] Pizzo G, Guiglia R, Russo L, et al. Dentistry and internal medicine: from the focal infection theory to the periodontal medicine concept[J]. European Journal of Internal Medicine. 2010, 21(6): 496–502.

[135] Adler C, Dobney K, Weyrich L, et al. Sequencing ancient calcified dental plaque shows changes in oral microbiota with dietary shifts of the Neolithic and Industrial revolutions[J]. Nature Genetics. 2013, 45(4): 450–455.

[136] Kidd E. The implications of the new paradigm of dental caries[J]. Journal of Dentistry. 2011, 39: S3–S8.

[137] Consortium Human Microbiome Project. Structure, function and diversity of the healthy human microbiome[J]. Nature. 2012, 486(7402): 207–214.

[138] Jiang W, Ling Z, Lin X, et al. Pyrosequencing analysis of oral microbiota shifting in various caries states in childhood[J]. Microbial Ecology. 2014, 67(4): 962–969.

[139] Turnbaugh P, Ley R, Hamady M, et al. The human microbiome project: exploring the microbial part of ourselves in a changing world[J]. Nature. 2007, 449(7164): 804.

[140] Abusleme L, Dupuy A, Dutzan N, et al. The subgingival microbiome in health and periodontitis and its relationship with community biomass and inflammation[J]. The International Society for Microbial Ecology Journal, 2013, 7(5): 1016–1025.

[141] Griffen A, Beall C, Campbell J, et al. Distinct and complex bacterial profiles in human periodontitis and health revealed by 16S pyrosequencing[J]. The International Society for Microbial Ecology Journal. 2012, 6(6): 1176–1185.

[142] Kirst M, Li E, Alfant B, et al. Dysbiosis and alterations in predicted functions of the subgingival microbiome in chronic periodontitis[J]. Applied and Environmental Microbiology. 2015, 81(2): 783–93.

[143] Dewhirst F, Chen T, Izard J, et al. The human oral microbiome[J]. Journal of Bacteriology. 2010, 192(19): 5002–5017.

[144] Crielaard W, Zaura E, Schuller A, et al. Exploring the oral microbiota of children at various developmental stages of their dentition in the relation to their oral health[J]. BMC Medical Genomics. 2011, 4(1): 22.

[145] Jiang W, Zhang J, Chen H. Pyrosequencing analysis of oral microbiota in children with severe early childhood dental caries[J]. Current Microbiology. 2013, 67(5): 537–542.

[146] Xu H, Hao W, Zhou Q, et al. Plaque bacterial microbiome diversity in children younger than 30 months with or without caries prior to eruption of second primary molars[J]. PLoS One. 2014, 9(2): e89269.

[147] He J, Li Y, Cao Y, et al. The oral microbiome diversity and its relation to human diseases[J]. Folia Microbiologica. 2015, 60(1): 69–80.

[148] Chapple I , Matthews J. The role of reactive oxygen and antioxidant species in periodontal tissue destruction[J]. Periodontology 2000. 2007, 43(1): 160–232.

[149] Sakiyama Y, Kato R, Inoue S, et al. Detection of oxidized low-density lipoproteins in gingival crevicular fluid from dental patients[J]. Journal of Periodontal Research. 2010, 45(2): 216–222.

[150] Yu Z, Morrison M. Improved extraction of PCR-quality community DNA from digesta and fecal samples[J]. Biotechniques, 2004, 36(5): 808–813.

[151] Caporaso J, Kuczynski J, Stombaugh J, et al. QIIME allows analysis of high-throughput community sequencing data[J]. Nature Methods. 2010, 7(5): 335–336.

[152] Cole J, Chai B, Farris R, et al. The Ribosomal Database Project (RDP-II): sequences and tools for high-throughput rRNA analysis[J]. Nucleic Acids Research. 2005, 33(suppl 1): D294–D296.

[153] Chao A, Lee S, Jeng S. Estimating population size for capture-recapture data when capture probabilities vary by time and individual animal[J]. Biometrics. 1992: 201–16.

[154] Chao A, Shen T. Nonparametric estimation of Shannon's index of diversity when there are unseen species in sample[J]. Environmental and Ecological Statistics. 2003, 10(4): 429–443.

[155] Good I. The population frequencies of species and the estimation of population parameters[J]. Biometrika. 1953: 237–264.

[156] Mccune B, Grace J, Urban D. Analysis of ecological communities[M]. MjM software design Gleneden Beach, 2002.

[157] Alvo M, Mielke P, Berry Kenneth J. Permutation Methods: A Distance Function Approach[M]. Journal Storage, 2002.

[158] Stone L, Roberts A. The checkerboard score and species distributions[J]. Oecologia. 1990, 85(1): 74–79.

[159] Mangan M, Nekrutenko A, Taylor J. Galaxy: a web-based genome analysis tool for experimentalists[J]. Current Protocols in Molecular Biology. 2010, 10: 121.

[160] Giardine B, Riemer C, Hardison Ross C, et al. Galaxy: a platform for interactive large-scale genome analysis[J]. Genome Research. 2005, 15(10): 1451–1455.

[161] Goecks J, Nekrutenko A, Taylor J. Galaxy: a comprehensive approach for supporting accessible, reproducible, and transparent computational research in the life sciences[J]. Genome Biology. 2010, 11(8): R86.

[162] Morris E, Caruso T, Buscot F, et al. Choosing and using diversity indices: insights for ecological

applications from the German Biodiversity Exploratories[J]. Ecology and Evolution. 2014, 4(18): 3514–3524.

[163] Nagendra H. Opposite trends in response for the Shannon and Simpson indices of landscape diversity[J]. Applied Geography. 2002, 22(2): 175–186.

[164] Belstrøm D, Fiehn N, Nielsen C, et al. Altered bacterial profiles in saliva from adults with caries lesions: a case-cohort study[J]. Caries Research. 2014, 48(5): 368–375.

[165] Ahn J, Yang L, Paster B, et al. Oral microbiome profiles: 16S rRNA pyrosequencing and microarray assay comparison[J]. PLoS One. 2011, 6(7): e22788.

[166] Marri P, Stern D, Wright A, et al. Asthma-associated differences in microbial composition of induced sputum[J]. Journal of Allergy and Clinical Immunology. 2013, 131(2): 346–352.

[167] Xie G, Chain P, Lo C, et al. Community and gene composition of a human dental plaque microbiota obtained by metagenomic sequencing[J]. Molecular Oral Microbiology. 2010, 25(6): 391–405.

[168] Tanner A, Kent R, Holgerson P, et al. Microbiota of severe early childhood caries before and after therapy[J]. Journal of Dental Research. 2011, 90(11): 1298–305.

[169] Delwiche E, Pestka J, Tortorello M. The veillonellae: gram-negative cocci with a unique physiology[J]. Annual Reviews in Microbiology. 1985, 39(1): 175–193.

[170] Mashima I, Nakazawa F. The influence of oral Veillonella species on biofilms formed by Streptococcus species[J]. Anaerobe. 2014, 28: 54–61.

[171] Arif N, Sheehy E, Do T, et al. Diversity of Veillonella spp. from sound and carious sites in children[J]. Journal of Dental Research. 2008, 87(3): 278–282.

[172] Jagathrakshakan S, Sethumadhava R, Mehta D, et al. 16S rRNA gene-based metagenomic analysis identifies a novel bacterial co-prevalence pattern in dental caries[J]. European Journal of Dentistry. 2015, 9(1): 127.

[173] Lakhtin M, Alyoshkin V, Lakhtin V, et al. Probiotic lactobacillus and bifidobacterial lectins against Candida albicans and Staphylococcus aureus clinical strains: new class of the pathogen biofilm destructors[J]. Probiotics and Antimicrobial Proteins. 2010, 2(3): 186–196.

[174] Chen L, Qin B, Du M, et al. Extensive description and comparison of human supra-gingival microbiome in root caries and health[J]. PLoS One. 2015, 10(2): e0117064.

[175] Aas J, Griffen A, Dardis S, et al. Bacteria of dental caries in primary and permanent teeth in children and young adults[J]. Journal of Clinical Microbiology. 2008, 46(4): 1407–1417.

[176] Belda-Ferre P, Alcaraz L, Cabrera-Rubio R, et al. The oral metagenome in health and disease[J]. The International Society for Microbial Ecology Journal journal. 2012, 6(1): 46–56.

[177] Palmer C, Kent J, Loo C, et al. Diet and caries-associated bacteria in severe early childhood caries[J]. Journal of Dental Research. 2010, 89(11): 1224–1229.

[178] Doungudomdacha S, Rawlinson A, Walsh T, et al. Effect of non-surgical periodontal treatment on clinical parameters and the numbers of Porphyromonas gingivalis, Prevotella intermedia and Actinobacillus actinomycetemcomitans at adult periodontitis sites[J]. Journal of Clinical Periodon-tology. 2001, 28(5): 437–445.

[179] Park O, Yi H, Jeon J, et al. Pyrosequencing analysis of subgingival microbiota in distinct periodontal conditions[J]. Journal of Dental Research. 2015, 94(7): 921–927.

[180] Aliyu S, Marriott R, Curran M, et al. Real-time PCR investigation into the importance of Fusobacterium necrophorum as a cause of acute pharyngitis in general practice[J]. Journal of Medical microbiology. 2004, 53(10): 1029–1035.

[181] Madigan M, Martinko J. Brock biology of microorganisms.(11thedn)[M]. SciELO Espana. 2005.

[182] Kim S. Environmental, maternal, and child factors which contribute to early childhood caries: a unifying conceptual model[J]. International Journal of Paediatric Dentistry. 2012, 22(3): 157–168.

[185] Cheng Y, Rees T. A review of research on salivary biomarkers for oral cancer detection[J]. Clinical

and Translational Medicine. 2014, 3(1): 3.

[184] Zhou J, Jiang N, Wang S, et al. Exploration of human salivary microbiomes—Insights into the novel characteristics of microbial community structure in caries and caries-free subjects[J]. PloS One, 2016, 11(1): e0147039.

[185] Baron S. Epidemiology--Medical Microbiology[M]. University of Texas Medical Branch at Galveston, 1996.

[186] Tanaka S, Yoshida M, Murakami Y, et al. The relationship of Prevotella intermedia, Prevotella nigrescens and Prevotella melaninogenica in the supragingival plaque of children, caries and oral malodor[J]. Journal of Clinical Pediatric Dentistry. 2008, 32(3): 195–200.

[187] Ryan K, Ray C. Medical microbiology[J]. McGraw Hill, 2004, 4: 370.

[188] Lee S. Erratum: The Contradictions of Cosmopolitanism: Consuming the Orient at the Alaska-Yukon-Pacific Exposition and the International Potlatch Festival, 1909–1934[J]. Western Historical Quarterly, 2007, 38(4): 277–302.

[189] Downes J, Dewhirst F, Tanner A, et al. Description of Alloprevotella rava gen. nov., sp. nov., isolated from the human oral cavity, and reclassification of Prevotella tannerae Moore et al. 1994 as Alloprevotella tannerae gen. nov., comb. nov[J]. International Journal of Systematic and Evolutionary Microbiology. 2013, 63(4): 1214–1218.

[190] Alcaraz L, Moreno-Hagelsieb G, Eguiarte L, et al. Understanding the evolutionary relationships and major traits of Bacillus through comparative genomics[J]. BMC genomics, 2010, 11(1): 332.

[191] Giannobile W, Mcdevitt J, Niedbala R, et al. Translational and clinical applications of salivary diagnostics[J]. Advances in Dental Research. 2011, 23(4): 375–380.

[192] Segata N, Haake S, Mannon P, et al. Composition of the adult digestive tract bacterial microbiome based on seven mouth surfaces, tonsils, throat and stool samples[J]. Genome Biology. 2012, 13(6): R42.

[193] Simón-Soro A, Mira A. Solving the etiology of dental caries[J]. Trends in microbiology, 2015, 23(2): 76–82.

[194] Tortora G, Funke B, Case C. Microbiology : an introduction[J]. Quarterly Review of Biology, 1992.

[195] Wallace J. An assessment of diet-overlap indexes[J]. Transactions of the American Fisheries Society. 1981, 110(1): 72–76.

[196] Anderson R, Gardner D. An evaluation of the wilt-causing bacterium Ralstonia solanacearum as a potential biological control agent for the alien kahili ginger (Hedychium gardnerianum) in Hawaiian forests[J]. Biological Control. 1999, 15(2): 89–96.

[197] Flavier A, Ganova-Raeva L, Schell M, et al. Hierarchical autoinduction in Ralstonia solanacearum: control of acyl-homoserine lactone production by a novel autoregulatory system responsive to 3–hydroxypalmitic acid methyl ester[J]. Journal of Bacteriology. 1997, 179(22): 7089–7097.

[198] Schleifer K, Kraus J, Dvorak C, et al. Transfer of Streptococcus lactis and related streptococci to the genus Lactococcus gen. nov[J]. Systematic and Applied Microbiology. 1985, 6(2): 183–195.

[199] Crisan E, Jay J. Modern Food Microbiology[J]. Bioscience, 2005, 101(21): 167.

[200] Saralov A, Mol'kov D, Bannikova O, et al. Intracellular Accumulation of the Monomeric Precursors of Polyphosphates and Polyhydroxyalkanoates in Acinetobacter calcoaceticusand Escherichia coliCells[J]. Microbiology. 2001, 70(6): 633–639.

[201] Steinbuchel A, Doi Y. Polyesters III–Applications and commercial products[J]. Biopolymers. Weinheim (Germany): Wiley-VCH, 2002, 398.

[202] Van E. Multicentre surveillance of Pseudomonas aeruginosa susceptibility patterns in nosocomial infections[J]. Journal of Antimicrobial Chemotherapy. 2003, 51(2): 347–352.

[203] Pereira J, Morgan M. Nutrition and physiology of Pseudomonas fragi[J]. Journal of Bacteriology. 1957, 74(6): 710.

[204] De M, Höfte M. Salicylic acid produced by the rhizobacterium Pseudomonas aeruginosa 7NSK2 induces resistance to leaf infection by Botrytis cinerea on bean[J]. Phytopathology. 1997, 87(6): 588–593.

[205] Thomashow L, Weller D, Bonsall R, et al. Production of the antibiotic phenazine-1–carboxylic acid by fluorescent Pseudomonas species in the rhizosphere of wheat[J]. Applied and Environmental Microbiology. 1990, 56(4): 908–912.

[206] Entner N, Doudoroff M. Glucose and gluconic acid oxidation of Pseudomonas saccharophila[J]. Journal of Biological Chemistry. 1952, 196(2): 853–862.

[207] Zhou J, Jiang N, Wang Z, et al. Influences of pH and iron on the salivary microbiome in individuals with and without caries[J]. Applied and Environmental Microbiology. 2016, 1 (4): 02412–02416.

[208] Voorneveld J, Oosthuysen A, Franz T, et al. Dual electrospinning with sacrificial fibers for engineered porosity and enhancement of tissue ingrowth[J]. Journal of Biomedical Materials Research Part B: Applied Biomaterials. 2016.

[209] Weller D, Andrus A, Wiedmann M, et al. Listeria booriae sp. nov. and Listeria newyorkensis sp. nov., from food processing environments in the USA[J]. International Journal of Systematic and Evolutionary Microbiology. 2015, 65(1): 286–292.

[210] Smith G, Portnoy D. How the Listeria monocytogenes ActA protein converts actin polymerization into a motile force[J]. Trends in Microbiology. 1997, 5(7): 272–276.

[211] Lan G, Abdullah N, Jalaludin S, et al. Culture conditions influencing phytase production of Mitsuokella jalaludinii, a new bacterial species from the rumen of cattle[J]. Journal of Applied Microbiology. 2002, 93(4): 668–674.

[212] Langendijk P, Kulik E, Sandmeier H, et al. Isolation of Desulfomicrobium orale sp. nov. and Desulfovibrio strain NY682, oral sulfate-reducing bacteria involved in human periodontal disease[J]. International Journal of Systematic and Evolutionary Microbiology. 2001, 51(3): 1035–1044.

[213] Mosquera J, Zabalza M, Lantero M, et al. Endocarditis due to Gemella haemolysans in a patient with hemochromatosis[J]. Clinical Microbiology and Infection. 2000, 6(10): 566–568.

[214] Myers L, Shoop D, Stackhouse L, et al. Isolation of enterotoxigenic Bacteroides fragilis from humans with diarrhea[J]. Journal of Clinical Microbiology. 1987, 25(12): 2330–2333.

[215] Martens E, Chiang H, Gordon J. Mucosal glycan foraging enhances fitness and transmission of a saccharolytic human gut bacterial symbiont[J]. Cell Host & Microbe. 2008, 4(5): 447–457.

[216] Wu G, Chen J, Hoffmann C, et al. Linking long-term dietary patterns with gut microbial enterotypes[J]. Science. 2011, 334(6052): 105–108.

[217] Podosokorskaya O, Bonch-Osmolovskaya E, Novikov A, et al. Ornatilinea apprima gen. nov., sp. nov., a cellulolytic representative of the class Anaerolineae[J]. International Journal of Systematic and Evolutionary Microbiology. 2013, 63(1): 86–92.

[218] Yang Q, Xiong P, Ding P, et al. Treatment of petrochemical wastewater by microaerobic hydrolysis and anoxic/oxic processes and analysis of bacterial diversity[J]. Bioresource Technology. 2015, 196: 169–175.

[219] Hatayama K. Comamonas humi sp. nov., isolated from soil[J]. International Journal of Systematic and Evolutionary Microbiology. 2014, 64(12): 3976–3982.

[220] Kim S, Cho H, Ahn J, et al. Description of Pseudoflavitalea rhizosphaerae gen. nov. sp. nov. isolated from rhizosphere of tomato, and proposal to reclassify Flavitalea soli as Pseudoflavitalea soli comb. nov.[J]. International Journal of Systematic and Evolutionary Microbiology. 2016, 66(10).

[221] Malani A, Aronoff D, Bradley S, et al. Cardiobacterium hominis endocarditis: two cases and a review of the literature[J]. European Journal of Clinical Microbiology & Infectious Diseases. 2006, 25(9): 587–595.

[222] Kenneth J, Ray C. Sherris Medical Microbiology[J]. Sherris Medical Microbiology. 2014.

[223] Cuuvin S. Infectious Diseases of the Female Genital Tract, Fifth Edition[J]. Clinical Infectious Diseases. 2010, 266(7): 1076.

[224] Larsen B, Hwang J. Mycoplasma, Ureaplasma, and adverse pregnancy outcomes: a fresh look[J]. Infectious Obstetrics & Gynecology. 2010, 2010(10): 504–532.

[225] Yang F, Zeng X, Ning K, et al. Saliva microbiomes distinguish caries-active from healthy human populations[J].The International Society for Microbial Ecology Journal. 2012, 6(1): 1–10.

[226] Schleifer K, Kraus J, Dvorak C, et al. Transfer of Streptococcus lactis and Related Streptococci to the Genus Lactococcus gen. nov[J]. Systematic & Applied Microbiology. 1985, 6(2): 183–195.

[227] Jay J. The Microbial Spoilage of Foods[M]. 1986.

[228] Opota O, Ney B, Zanetti G, et al. Bacteremia caused by Comamonas kerstersii in a patient with diverticulosis[J]. Journal of Clinical Microbiology. 2014, 52(3): 1009.

[229] Tito R, Heleen C, Joossens M, et al. Dialister as microbial marker of disease activity in spondyloarthritis[J]. Arthritis & Rheumatology. 2016.

[230] Lapshin R, Alekhin A, Kirilenko A, et al. Vacuum ultraviolet smoothing of nanometer-scale asperities of Poly(methyl methacrylate) surface[J]. Journal of Surface Investigation X-ray Synchrotron and Neutron Techniques. 2010, 4(1): 1–11.

[231] Ran J, Jiang P, Sun G, et al. Comparisons among Mg, Zn, Sr, and Si doped nano-hydroxyapatite/chitosan composites for load-bearing bone tissue engineering applications[J]. Materials Chemistry Frontiers. 2017.

[232] Kimelmanbleich N, Pelled G, Zilberman Y, et al. Targeted Gene-and-host Progenitor Cell Therapy for Nonunion Bone Fracture Repair[J]. Molecular Therapy the Journal of the American Society of Gene Therapy. 2011, 19(1): 53.

[233] 李景峰. 表面修饰煅烧骨的制备及其在体外体内的成骨实验研究 [博士论文]: 华中科技大学. 2012.

[234] Yamada S, Heymann D, Bouler J, et al. Osteoclastic resorption of biphasic calcium phosphate ceramic in vitro[J]. Journal of Biomedical Materials Research Part A. 1997, 37(3): 346–352.

[235] 王涵，王春仁，周小婷，等. 植入材料及其生物相容性评价的研究进展 [J]. 中国医疗器械信息. 2014(9): 9–14.

[236] Ahmad M, Mccarthy M. B, Gronowicz G. An in vitro model for mineralization of human osteoblast-like cells on implant materials[J]. Biomaterials. 1999, 20(3): 211–220.

[237] Yamada S, Heymann D, Bouler J. M, et al. Osteoclastic resorption of calcium phosphate ceramics with different hydroxyapatite/beta-tricalcium phosphate ratios[J]. Biomaterials. 1997, 18(15): 1037–1041.

[238] Tan M, Shao P, Friedhuber A, et al. The potential role of free chitosan in bone trauma and bone cancer management[J]. Biomaterials. 2014, 35(27): 7828–7838.

[239] Shukla S, Mishra A, Arotiba O, et al. Chitosan-based nanomaterials: A state-of-the-art review[J]. International Journal of Biological Macromolecules. 2013, 59(4): 46.

[240] Chatelet C, Damour O, Domard A. Influence of the degree of acetylation on some biological properties of chitosan films[J]. Biomaterials. 2001, 22(3): 261.

[241] 阎海，王杏君，林毅雄，等. 铜、锌和锰抑制蛋白核小球藻生长的毒性效应 [J]. 环境科学. 2001, 22(1): 23–6.

[242] 美国环境保护局. 水质评价标准 [M]. 北京：水利电力出版社，1991.

[243] Liu Y, Lu Y, Tian X, et al. Segmental bone regeneration using an rhBMP-2–loaded gelatin/nanohydroxyapatite/fibrin scaffold in a rabbit model[J]. Biomaterials. 2009, 30(31): 6276–685.

[244] Cheng S, Lin Z, Wang W, et al. Osteogenic capability of autologous rabbit adipose-derived stromal cells in repairing calvarial defects[J]. Chinese Journal of Traumatology. 2011, 14(5): 288–292.

[245] Ma D, Yao H, Tian W, et al. Enhancing bone formation by transplantation of a scaffold-free tissue-

engineered periosteum in a rabbit model[J]. Clinical Oral Implants Research. 2011, 22(10): 1193.

[246] Theinhan W, Xu H. Collagen-calcium phosphate cement scaffolds seeded with umbilical cord stem cells for bone tissue engineering[J]. Tissue Engineering Part A. 2011, 17(23–24): 2943–2954.

[247] Yamaguchi M, Yamaguchi R. Action of zinc on bone metabolism in rats. Increases in alkaline phosphatase activity and DNA content[J]. Biochemical Pharmacology. 1986, 35(5): 773–777.

[248] Hashizume M, Yamaguchi M. Stimulatory effect of beta-alanyl-L-histidinato zinc on cell proliferation is dependent on protein synthesis in osteoblastic MC3T3–E1 cells[J]. Molecular and Cellular Biochemistry. 1993, 122(1): 59–64.

[249] Wu S, Liu X, Yeung K, et al. Biomimetic porous scaffolds for bone tissue engineering[J]. Materials Science & Engineering R Reports. 2014, 80(1): 1–36.

[250] Huang Z, Cui F, Feng Q, et al. Incorporation of strontium into hydroxyapatite via biomineralization of collagen fibrils[J]. Ceramics International. 2015, 41(7): 8773–8778.

[251] Bornapour M, Muja N, Shumtim D, et al. Biocompatibility and biodegradability of Mg-Sr alloys: the formation of Sr-substituted hydroxyapatite[J]. Acta Biomaterialia. 2012, 9(2): 5319.

[252] Karaman O, Kumar A, Moeinzadeh S, et al. Effect of surface modification of nanofibres with glutamic acid peptide on calcium phosphate nucleation and osteogenic differentiation of marrow stromal cells[J]. Journal of Tissue Engineering & Regenerative Medicine. 2013, 10(2): E132–E146.

[253] Noriko K, Kazuo O, Gabin T, et al. Inhibitory Effect of Magnesium and Zinc on Crystallization Kinetics of Hydroxyapatite (0001) Face[J]. Journal of Physical Chemistry B. 2000, 104(17): 4189–4194.

[254] Yamaguchi M, Hashizume M. Effect of β-alanyl-L-histidinato zinc on protein components in osteoblastic MC3T3–El cells: Increase in osteocalcin, insulin-like growth factor-I and transforming growth factor-β[J]. Molecular and Cellular Biochemistry. 1994, 136(2): 163–169.

[255] Wu L, Zhao X, He B, et al. The Possible Roles of Biological Bone Constructed with Peripheral Blood Derived EPCs and BMSCs in Osteogenesis and Angiogenesis[J]. Biomed Research International. 2016, 2016(1): 1–11.

[256] Hannink G, Arts J. Chris. Bioresorbability, porosity and mechanical strength of bone substitutes: What is optimal for bone regeneration?[J]. Injury-international Journal of the Care of the Injured. 2011, 42(2): S22.

[257] Lin K, Yong L, Hai H, et al. Degradation and silicon excretion of the calcium silicate bioactive ceramics during bone regeneration using rabbit femur defect model[J]. Journal of Materials Science: Materials in Medicine. 2015, 26(6): 5523.

[258] Olsvik, Wahlberg J, Petterson B, et al. Use of automated sequencing of polymerase chain reaction-generated amplicons to identify three types of cholera toxin subunit B in Vibrio cholerae O1 strains[J]. Journal of Clinical Microbiology. 1993, 31(1): 22–25.

[259] Sanger F, Nicklen S, Coulson A. DNA sequencing with chain-terminating inhibitors.[J]. Proceedings of the National Academy of Sciences of the United States of America. 1977, 74(12): 5463–5467.

[260] Pettersson E, Lundeberg J, Ahmadian A. Generations of sequencing technologies[J]. Genomics. 2009, 93(2): 105–111.

[261] Howard R, Encheva V, Thomson J, et al. Comparative analysis of human mitochondrial DNA from World War I bone samples by DNA sequencing and ESI-TOF mass spectrometry[J]. Forensic Science International: Genetics. 2013, 7(1): 1–9.

[262] Hall T, Budowle B, Jiang Y, et al. Base composition analysis of human mitochondrial DNA using electrospray ionization mass spectrometry: a novel tool for the identification and differentiation of humans[J]. Analytical Biochemistry. 2005, 344(1): 53–69.

[263] Muyzer G, De W, Uitterlinden A. Profiling of complex microbial populations by denaturing

gradient gel electrophoresis analysis of polymerase chain reaction-amplified genes coding for 16S rRNA[J]. Applied and Environmental Microbiology. 1993, 59(3): 695–700.

[264] Woese Carl, Fox G. Phylogenetic structure of the prokaryotic domain: the primary kingdoms[J]. Proceedings of the National Academy of Sciences. 1977, 74(11): 5088–90.

[265] Kim M, Morrison M, Yu Z. Evaluation of different partial 16S rRNA gene sequence regions for phylogenetic analysis of microbiomes[J]. Journal of Microbiological Methods. 2011, 84(1): 81–87.

[266] Ling Z, Kong J, Jia P, et al. Analysis of oral microbiota in children with dental caries by PCR-DGGE and barcoded pyrosequencing[J]. Microbial Ecology. 2010, 60(3): 677–690.

[267] Zhou J, Jiang N, Jiao K, et al. Bacterial community of saliva in adults with and without periodontitis[J]. International Journal of Clinical and Experimental Menidcine. 2016, 9(8): 16192–16198.

[268] Cody M, Diamond J. Ecology and evolution of communities[M]. Harvard University Press, 1975.

[269] Connor E, Simberloff D. The assembly of species communities: chance or competition?[J]. Ecology. 1979, 60(6): 1132–1140.

[270] Sanderson J, Diamond J, Pimm S. Pairwise co-existence of Bismarck and Solomon landbird species[J]. Evolutionary Ecology Research. 2009, 11(5): 771–786.

[271] Larkey L, Ballesteros L, Connell M. Improving stemming for Arabic information retrieval: light stemming and co-occurrence analysis[C]// SIGIR 2002: Proceedings of the, International ACM SIGIR Conference on Research and Development in Information Retrieval, August 11–15, 2002, Tampere, Finland. 2002: 275–282.

[272] Gotelli N, Ulrich W. The empirical Bayes approach as a tool to identify non-random species associations[J]. Oecologia. 2010, 162(2): 463–477.

[273] Gotelli N, Graves G, Rahbek C. Macroecological signals of species interactions in the Danish avifauna[J]. Proceedings of the National Academy of Sciences. 2010, 107(11): 5030–5035.

[274] Strona G, Nappo D, Boccacci F, et al. A fast and unbiased procedure to randomize ecological binary matrices with fixed row and column totals[J]. Nature communications, 2014: 5.

[275] Larkey L, Ballesteros L, Connell M. Improving stemming for Arabic information retrieval: light stemming and co-occurrence analysis; proceedings of the Proceedings of the 25th annual international ACM SIGIR conference on Research and development in information retrieval, F, 2002 [C]. ACM.

[276] Tijssen R, Van R. Mapping changes in science and technology: bibliometric co-occurrence analysis of the R&D literature[J]. Evaluation Review, 1994, 18(1): 98–115.

[277] Milici M, Deng Z, Tomasch J, et al. Co-occurrence analysis of microbial taxa in the Atlantic Ocean reveals high connectivity in the free-living bacterioplankton[J]. Frontiers in microbiology. 2016, 7: 649.

[278] Ghorbani F, Feizabadi M, Farzanegan R, et al. An investigation of topics and trends of tracheal replacement studies using co-occurrence analysis[J]. Tissue Engineering Part B: Reviews. 2016.

[279] Barberán A, Bates S, Casamayor E, et al. Using network analysis to explore co-occurrence patterns in soil microbial communities[J]. The International Society for Microbial Ecology Journal journal. 2012, 6(2): 343–351.

[280] Benke A, Henry I, Gillespie D, et al. Importance of snag habitat for animal production in southeastern streams[J]. Fisheries. 1985, 10(5): 8–13.

[281] Thode V, Silva-Arias G, Turchetto C, et al. Genetic diversity and ecological niche modelling of the restricted Recordia reitzii (Verbenaceae) from southern Brazilian Atlantic forest[J]. Botanical Journal of the Linnean Society. 2014, 176(3): 332–348.

[282] Creque S, Czesny S. Diet overlap of non-native alewife with native yellow perch and spottail shiner in nearshore waters of southwestern Lake Michigan, 2000–2007[J]. Ecology of Freshwater Fish. 2012, 21(2): 207–221.

[283] Šantić M, Rađa B, Pallaoro A. Diet and feeding strategy of thornback ray Raja clavata[J]. Journal of Fish Biology. 2012, 81(3): 1070–1084.